El plan
30/30/30

GROU

EMMA BARDWELL

El plan 30/30/30

Cómo comer más proteína, fibra y verde para perder peso y sentirte genial

Traducción de Rosa Plana

GROU

Papel certificado por el Forest Stewardship Council®

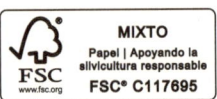

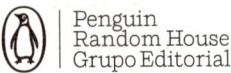

Título original: *The 30g Plan*

Primera edición: octubre de 2025

© 2025, Emma Bardwell
© 2025, Penguin Random House Grupo Editorial, S. A. U.
Travessera de Gràcia, 47-49. 08021 Barcelona
© 2025, Rosa Plana, por la traducción

Penguin Random House Grupo Editorial apoya la protección de la propiedad intelectual. La propiedad intelectual estimula la creatividad, defiende la diversidad en el ámbito de las ideas y el conocimiento, promueve la libre expresión y favorece una cultura viva. Gracias por comprar una edición autorizada de este libro y por respetar las leyes de propiedad intelectual al no reproducir ni distribuir ninguna parte de esta obra por ningún medio sin permiso. Al hacerlo está respaldando a los autores y permitiendo que PRHGE continúe publicando libros para todos los lectores. Ninguna parte de este libro puede ser utilizada o reproducida con el propósito de entrenar tecnologías o sistemas de inteligencia artificial. PRHGE se reserva expresamente la reproducción, la extracción y el uso de esta obra y de cualquiera de sus elementos para fines de minería de textos y datos y el uso a medios de lectura mecánica u otros medios que resulten adecuados (art. 67.3 del Real Decreto Ley 24/2021). Diríjase a CEDRO (Centro Español de Derechos Reprográficos, http://www.cedro.org) si necesita reproducir algún fragmento de esta obra. En caso de necesidad, contacte con: seguridadproductos@penguinrandomhouse.com

Printed in Spain – Impreso en España

ISBN: 979-13-87809-11-9
Depósito legal: B-14.466-2025

Compuesto en Compaginem Llibres, S. L.
Impreso en Rodesa
Villatuerta (Navarra)

ADVERTENCIA

El contenido de este libro se ofrece a modo de consejo. Consulte siempre con su médico si tiene alguna duda.

Contenido

Introducción: Dime qué comer y punto 13
1. El poder de los 30 23
2. Mi fórmula para perder Peso 56
3. El plan de los 30 g en la práctica 70
4. Un poco de ayuda 79
5. Dudas frecuentes 88
6. Básicos de la cocina 94

Recetas
7. 30 g en el desayuno 109
8. 30 g en la comida 148
9. 30 g en la cena 198
10. Batidos, picoteos y extras 243
11. Menús 267

Recursos 277
Referencias 293
Agradecimientos 297
Índice 299

Para Sue y Jim, por todo

Introducción

Dime qué comer y punto

¿Te confunden tanto los mensajes sobre nutrición que al final no tienes claro qué llevarte a la boca? ¿Esa oferta interminable de flamantes dietas —que siempre prometen perder peso rápido— te lleva a ir saltando de moda en moda sin obtener apenas resultados? ¿Tu salud a largo plazo es una preocupación constante, así como el riesgo de padecer enfermedades crónicas como la diabetes de tipo 2, pero la situación te sobrepasa y no sabes cómo ni por dónde empezar? No te preocupes, es habitual. Seguro que te pareces a las miles de personas con las que he trabajado, que se atiborran de información sobre comida saludable, pero carecen de instrucciones prácticas sobre qué poner en el plato.

Este es justo el motivo por el que ideé el plan de los 30 g: porque muchos de mis clientes querían saber, con palabras sencillas, qué comer para perder peso y sentirse en plena forma. Muchos de ellos acudían a mi clínica siendo conscientes de lo importante que es comer mejor, pero les faltaba la lucidez y los conocimientos sobre nutrición para traducir esa información en comidas reales. Siempre decían lo mismo: «Dime qué comer y punto». Y eso es justo lo que voy a hacer en este libro.

El plan de los 30 g recoge todo lo que he aprendido en los diez años que llevo como nutricionista certificada para ayudarte a sentirte delgado, fuerte y a tope de energía, sin dejar de vivir una vida larga y feliz. Considéralo una forma fácil y práctica de mejorar tu dieta. Puede que te preocupen las lectinas, que te obsesione contar las horas de ayuno o tengas fijación con los picos de azúcar en sangre; pero yo creo que hoy en día complicamos mucho más de lo necesario la alimentación saludable y el control del peso. En los siguientes capítulos, voy a mostrarte que comer para controlar el peso y a la vez sentirse saciado y bien nutrido no tiene por qué repercutir en tu cerebro, tu bolsillo o tu tiempo.

El plan de los 30 g gira en torno a una premisa: para perder peso y sentirnos bien tenemos que sentar unas bases —lo que yo denomino «mis cuatro principios»— y tratar de cumplirlas la mayor parte del tiempo. No tienes que buscar la perfección. Podrás seguir disfrutando de los alimentos que te gustan, y no sentirás hambre ni privaciones ni restricciones. De hecho, una vez que controles esta forma de comer, verás que en el día a día tendrás manga ancha para seguir con tu vida. Confía en mí (y en mis miles de clientes que dan fe de ello): ¡funciona de verdad!

Los cuatro principios del plan de los 30 g son:

- 30 g de proteína (gramo arriba, gramo abajo) en cada comida.
- 30 g de fibra al día.
- 30 (o más) plantas diferentes a la semana.
- Un pequeño déficit calórico (300-500 cal).

Estos cuatro principios están bien documentados, respaldados por datos científicos, y se han probado con más de mil clientes en mi clínica y a través de mis programas por internet. Seguirlos ayuda a sentir saciedad, evita los antojos, reduce la pérdida de masa muscular (que a menudo ocurre al hacer dieta), regula los cambios de humor, contribuye a reducir el colesterol, aumenta la energía y cuida la flora intestinal. ¿Te suena muy abrumador? No te preocupes, te aseguro que lo que voy a enseñarte es facilísimo de poner en práctica.

El plan de los 30 g funciona porque no es prescriptivo ni rígido. Puede adaptarse a tus gustos y preferencias alimentarias. No hay que eliminar ningún grupo de alimentos ni ceñirse estrictamente a una determinada forma de comer. Para muchos de vosotros, sobre todo los que habéis probado alguna vez una dieta milagro, supondrá comer en mayores cantidades que en el pasado.

Una vez que domines la teoría para incorporar más proteína, fibra y verde a tu dieta y ajustar la ingesta calórica a tus necesidades, contarás con un modelo que podrás adaptar a ti, a tu estilo de vida y a tus gustos. También sentirás más libertad y menos ansiedad, y entenderás mejor cómo preparar comidas nutricionalmente equilibradas de forma rápida y sin esfuerzo.

Todo lo que hago en mi trabajo en la clínica está respaldado por datos e investigaciones, pero no te preocupes: no voy a soltarte toda la información científica y dejar que te las apañes. Te ayudaré a poner en práctica los principios del plan con estrategias prácticas para cambiar tus hábitos y más de ochenta recetas con opciones veganas y vegetarianas, además de muchas ideas para preparar comidas con antelación que luego puedas refrigerar o congelar y así facilitarte la vida al máximo. Los menús del capítulo 11 son especialmente útiles para que te hagas una idea de lo que comerás a lo largo de una semana.

En cuanto a qué resultados cabe esperar, prepárate para sentirte mejor al cabo de unos días y empezar a perder peso en unas semanas. En la línea temporal que te presento a continuación lo verás más claro y podrás empezar a ilusionarte con los cambios que vas a experimentar. Cada vez se publican más investigaciones sobre los beneficios de las proteínas, la fibra y las verduras. Al seguir el plan de los 30 g, te estás posicionando como pionero de una forma revolucionaria, aunque muy sencilla, de alimentarte. En lo que respecta al futuro, puede decirse que las herramientas que aprenderás en este libro tienen el poder de moldear la forma en que te alimentarás el resto de tu vida.

Línea temporal del plan de los 30 g: ¿qué resultados cabe esperar?

1. Cambios en el estado de ánimo
[día 1]

Felicidades, has decidido tomar las riendas de tu salud. Es un gran paso y el inicio de algo muy potente cuyos beneficios durarán toda la vida. Aprovecha al máximo este «subidón» que te da empezar algo nuevo para resetear tu mente y empezar a sentir ilusión por el camino que tienes por delante.

2. Cambios en el microbioma intestinal
[24 horas]

Una investigación publicada en *Nature* demuestra que tan solo 24-48 horas después de añadir más fibra, plantas y diversidad a la dieta, el microbioma intestinal puede empezar a responder, aunque lógicamente las mejoras significativas llevarán más tiempo.

3. Cambios en la digestión
[una semana]

Aumentar la ingesta de fibra mejora la digestión, regula el tránsito intestinal y reduce los ataques de hambre. Aunque no lo percibas a simple vista, la mucosa intestinal, que absorbe los nutrientes de los alimentos, se vuelve más resistente y las bacterias intestinales comienzan a proliferar.

4. Cambios en las papilas gustativas
[7-14 días]

Tienes una media de 10.000 papilas gustativas, que se regeneran cada 7-14 días, aproximadamente. Por lo tanto, si introduces nuevos alimentos o reduces la cantidad de azúcar o sal que consumes, recuerda esperar unos días para que los receptores del gusto se adapten.

5. Cambios en los marcadores metabólicos
[unas semanas]

Los cambios en la dieta pueden influir positivamente en los niveles de colesterol y glucosa en sangre en solo unos días y aportar beneficios considerables en dos semanas. Como el plan abunda en proteínas y en diferentes tipos de fibra, si te ciñes a él durante un mes es probable que observes mejoras considerables en los resultados de las pruebas metabólicas (más información en la p. 278).

6. Cambios en el peso
[siendo realistas, más de un mes]

A diferencia de las dietas drásticas, el plan de los 30 g pretende conseguir una pérdida de peso gradual con resultados duraderos. Se pueden observar cambios en la grasa corporal tras 4 semanas, aunque las personas con un peso inicial más elevado tal vez noten una pérdida de peso más rápida.

7. Menos riesgo de padecer enfermedades crónicas a largo plazo [de manera progresiva]

Te alegrará saber que la suma total de los beneficios de esta forma de alimentarse (pérdida de peso, mejora de la sensibilidad a la insulina, mejor regulación de la glucosa en sangre, aumento de la energía, una digestión más eficiente, un microbioma más rico y un estado de ánimo más estable) se mantendrá en el tiempo.

Cómo usar este libro

En primer lugar, hazte con un boli y un cuaderno, porque tendrás que tomar muchas notas para personalizar el plan a tus necesidades individuales. Lo ideal sería que leyeras el libro de cabo a rabo para entender primero qué hace que el plan de los 30 g funcione. Al fin y al cabo, es más probable que te comprometas con un plan de alimentación si entiendes los mecanismos y el razonamiento que hay detrás. Por el camino, sabrás por qué son tan importantes los 30 g de proteína, los 30 g de fibra y los 30 vegetales diferentes, y cómo plasmar esas cifras en el plato. También responderé a las preguntas y dudas más habituales para que tengas toda la información que necesitas al alcance de la mano.

No obstante, si te apetece probar las recetas ya mismo y crees que no necesitas toda la información que las respalda, ve directamente a los capítulos 7-10, donde encontrarás una amplia variedad de comidas fáciles de preparar y llenas de sabor que te ayudarán a embarcarte en este viaje. Cada receta incluye un claro desglose nutricional con las proteínas, fibra y calorías que aporta. Hay opciones flexitarianas, veganas y vegetarianas, además de menús y sugerencias de ingredientes para que este periplo sea lo más sencillo posible.

Los capítulos de un vistazo

Está claro que lo que comes es importante, pero también quiero que entiendas por qué es importante. El capítulo 1 ahonda en la ciencia y los mecanismos que respaldan los beneficios de comer 30 g de proteína en cada comida, 30 g de fibra al día y 30 plantas diferentes a la semana.

El capítulo 2 explica por qué necesitas un pequeño déficit calórico (es decir, ingerir menos calorías de las que utilizas) para perder peso y cómo lo conseguiremos con el plan de los 30 g. Luego te ofreceré formas (y fórmulas) prácticas para que calcules las cifras que debes alcanzar para perder peso. No te asustes: entraré en detalle, pero todo lo explico de forma sencilla y clara.

El plan en sí te lo presento en el capítulo 3. Ahí te detallo cómo es y qué implica, y te doy consejos valiosos para que lo adaptes a tus necesidades personales.

La nutrición es una de las herramientas más poderosas que tenemos a nuestra disposición, pero la buena salud va más allá de lo que nos llevamos a la boca. Por eso, el capítulo 4 ofrece otras recomendaciones sobre el estilo de vida que quizá quieras poner en práctica junto con los cambios dietéticos que estás a punto de hacer. Desde el entrenamiento de la resistencia al control del estrés, he creado un conjunto de herramientas con algunos de los elementos básicos que harán que te veas y te sientas mejor que nunca.

El plan de los 30 g está diseñado para resultar fácil, pero será normal que te surjan preguntas. En el capítulo 5 encontrarás las respuestas a las dudas más habituales y en el capítulo 6 repaso las herramientas, utensilios e ingredientes que pueden ahorrarte un tiempo valioso en la cocina. Las recetas del plan de los 30 g están en los capítulos 7-10 y los menús en el capítulo 11.

La sección de recursos de la página 277 es una parte fundamental del rompecabezas, sobre todo si quieres ser consecuente y asegurarte de que sigues embarcado en este viaje mucho después de terminar el libro. Verás cómo hacer un seguimiento de tu progreso e incluye una plantilla de hábitos diarios que puedes copiar y completar cada día para motivarte a seguir cumpliendo tus nuevos objetivos.

Leer este libro y centrarte en tu bienestar te ofrece una gran oportunidad para llevar a cabo un pequeño chequeo de salud. De la página 277 en adelante encontrarás una serie de pruebas que puedes hacerte, desde los niveles de glucosa en sangre hasta los triglicéridos, para evaluar tu estado de salud actual. Cuenta con prácticas tablas para registrar tus resultados y métricas de seguimiento, con las que verás tus progresos de un vistazo.

Creo sin reservas en las bondades de la nutrición; veo sus beneficios transformadores a diario en mi clínica. He escrito este libro para demostrarte que preparar comida sabrosa y nutritiva no tiene que ser algo difícil, caro, complicado ni llevar mucho tiempo. Se trata simplemente de comer bien para vivir y sentirse mejor, y hoy es el momento perfecto para empezar.

Así pues, cuando termines el libro:

- Dispondrás de más de 80 recetas ricas en proteína y fibra.
- Sabrás cómo consumir fácilmente 30 (o más) plantas diferentes a la semana.
- Entenderás los beneficios de tomar 30 g de proteína en las comidas.
- Tendrás una lista de referencia con tus ingredientes favoritos, ricos en proteína y fibra.
- Entenderás el mecanismo que sustenta la pérdida de peso y sabrás cómo hacer que mi fórmula te funcione.
- Sabrás qué pruebas pedir para comprobar tu salud metabólica.
- Dispondrás de un esquema del plan de los 30 g que podrás seguir para siempre.

Estoy deseando compartir contigo todo esto y muchísimo más. Así pues, ¡manos a la obra!

CAPÍTULO 1

El poder de los 30

Qué poco acostumbrados estamos a que nos digan que, para estar sanos, tenemos que comer más. Así pues, te complacerá saber que eso es justo lo que te propongo en el plan de los 30 g. A partir de hoy, podrás disfrutar de más sabor, más variedad, más color y más comidas saciantes mientras sigues una forma de comer respaldada por la ciencia que se centra en añadir alimentos, no en eliminarlos. No es de extrañar que miles de personas antes que tú hayan encontrado tan fácil esta forma de comer.

Otro motivo por el que el plan recibe el visto bueno de quienes lo han probado es porque es muy flexible. En lugar de reglas estrictas y una perfección rígida, haré que te centres en rangos y objetivos, que son menos prescriptivos, más fáciles de personalizar, y te dan más margen si en el día a día no puedes ceñirte al plan del todo.

Esquema del plan de los 30 g

- Unos 30 g de proteína en cada comida.
- Aproximadamente, 30 g de fibra al día.
- En torno a 30 (o más) plantas diferentes a la semana.
- Un déficit calórico de 300-500 calorías (que trataré en el capítulo 2).

Tal vez no alcances estas cifras enseguida. Puede que unos días te quedes muy cerca y otros te falte constancia. O quizá tengas que ajustar un poco las cifras para adaptarlas a tus necesidades personales (te ayudaré con esto). En cualquier caso, recuerda que estos rangos son orientativos, no una regla fija. Los he establecido porque sus beneficios se destacan con frecuencia en las investigaciones (ver pp. 278-279) y, lo que es más importante, he descubierto que esta forma de comer da resultados tangibles y se adapta fácilmente al ajetreo del día a día. Incluso si ahora estás muy por debajo de esas cifras, un empujoncito en la dirección correcta puede proporcionar grandes beneficios en cuanto a salud y longevidad.

Veamos más en detalle este número mágico, el 30.

¿Por qué 30 g de proteína en cada comida?

Si bien es muy poco común encontrar gente en países desarrollados cuya dieta tenga déficit de proteínas, la mayoría de las personas con las que trabajo no alcanzan los niveles óptimos de 30 g de proteína de calidad en cada comida. La proteína no es solo para fanáticos del gimnasio que quieren desarrollar músculo; es fundamental para todos nosotros, a cualquier edad.

Nuestro cuerpo está compuesto por aproximadamente un 60 % de agua. Si elimináramos toda esa agua, la mitad del 40 % restante estaría compuesto por proteínas. Las proteínas son literalmente los ladrillos —la columna vertebral, por así decirlo— de cada célula, músculo, tejido y órgano de nuestro cuerpo. Necesitamos proteínas para casi todo, como verás en la impresionante lista que incluyo a continuación.

¿Para qué sirven las proteínas?

- Producción de hormonas (por ejemplo, tiroides, testosterona y estrógeno).
- Crecimiento y reparación muscular.
- Equilibrio del azúcar en sangre.
- Regulación del apetito.
- Estructura del ADN.
- Claridad mental y estado de alerta.
- Producción de neurotransmisores (por ejemplo, serotonina y dopamina).
- Salud del tejido conectivo (por ejemplo, tendones y ligamentos).
- Longevidad y envejecimiento saludable.
- Colágeno y salud del cabello, la piel y las uñas.
- Salud ósea.
- Mejora del estado de ánimo y del sueño.
- Inmunidad.

Tampoco es que debamos obsesionarnos con las proteínas hasta el punto de descuidar otros nutrientes, pero sí que es importante consumir cantidades adecuadas (los tan importantes 30 g por comida) repartidas a lo largo del día, para asegurarnos de que disponemos de un aporte constante de aminoácidos (las pequeñas moléculas que componen las proteínas) que permiten al cuerpo llevar a cabo todas las funciones mencionadas antes.

Un repaso de la ciencia que lo respalda

Hay veinte aminoácidos diferentes en total; nueve de ellos son esenciales (lo que significa que debemos obtenerlos de los alimentos) y once son no esenciales (tu cuerpo puede producirlos por sí mismo, no es necesario obtenerlos de los alimentos).

Los aminoácidos esenciales y no esenciales se combinan para proporcionar todas las moléculas de proteína que tu cuerpo necesita.

- **Aminoácidos esenciales:** histidina, leucina, isoleucina, lisina, metionina, fenilalanina, treonina, triptófano, valina.
- **Aminoácidos no esenciales:** alanina, arginina, asparagina, ácido aspártico, cisteína, ácido glutámico, glutamina, glicina, prolina, serina, tirosina.

Tu cuerpo produce proteínas constantemente y las descompone a medida que las necesita; pero, como el organismo no las almacena, debemos asegurarnos de ingerirlas en cantidades suficientes a través de la dieta. Si no tomamos suficientes proteínas para reemplazar las que descomponemos, notaremos que no nos regeneramos tan rápido, nuestra inmunidad puede verse afectada, y podemos perder densidad ósea y masa muscular. En casos extremos de deficiencia proteica, nuestro cuerpo puede empezar a «comerse a sí mismo». Lo primero que se verá afectado es la musculatura y, en casos de desnutrición grave, puede incluso extenderse a órganos como el corazón. En el día a día, una ingesta de proteínas por debajo del nivel óptimo puede traducirse en una sensación de hambre constante o en cabello, piel y uñas débiles y sin brillo.

Proteínas en los alimentos

Los alimentos que contienen proteínas están compuestos por diferentes concentraciones de aminoácidos, si bien algunos tienen mayores cantidades de determinados aminoácidos que otros. Todas las proteínas animales y muchas proteínas vegetales —como el tofu, el seitán, el tempeh, el edamame, la quinoa y las semillas de cáñamo— presentan niveles abundantes de los nueve aminoácidos esenciales, y por ese motivo estos ingredientes se utilizan en las recetas del plan de los 30 g.

Aunque algunas proteínas vegetales tienen concentraciones más bajas de ciertos aminoácidos, combinar diferentes fuentes de alimentos vegetales a lo largo del día te permitirá cubrir fácilmente todas tus necesidades. Por ejemplo, con una dieta que incluya regularmente cereales integrales, lentejas, alubias, garbanzos, frutos secos y semillas te asegurarás de ingerir todos los aminoácidos esenciales que necesitas si sigues una dieta exclusivamente vegetal.

Proteínas en la mediana edad

Las personas mayores de cuarenta años deben tener en cuenta que las proteínas cobran mayor importancia a medida que envejecemos porque disminuyen los niveles de las enzimas que descomponen las proteínas, por lo que nuestra capacidad para digerirlas, absorberlas y utilizarlas se reduce. Por tanto, si estás en ese tramo de edad, es especialmente importante que intentes ingerir alrededor de 30 g o más de proteínas en cada comida.

¿Por qué son tan importantes los 30 g?

Amplios estudios han demostrado que 30 g de proteína de calidad es la cantidad necesaria para alcanzar lo que se conoce como «umbral de leucina», que básicamente es una señal que indica al cuerpo que debe crear músculo nuevo, un proceso conocido como «síntesis proteica muscular». Si no ingerimos suficiente proteína para aportar entre 2,5 y 3 g del aminoácido leucina —que es el que activa la síntesis proteica muscular—, no crearemos músculo nuevo con la misma rapidez ni eficacia. Así de sencillo. Si estás leyendo esto y piensas que los músculos te dan un poco igual, porque solo son relevantes para quienes quieren estar fuertes y tonificados, no saques conclusiones precipitadas y sigue leyendo.

Para todo el que quiera perder peso o cambiar su proporción entre músculo y grasa (conocida también como «composición corporal»), las proteínas son importantes, porque son el más saciante de los tres macronutrientes principales (los otros dos son los carbohidratos y las grasas), es decir, nos hacen sentir llenos. Esto significa que si cenas 30 g de proteína de pollo o tofu, es probable que no te tiente terminar con un postre.

Y si bien es cierto que los músculos nos ayudan a vernos y sentirnos fuertes, sanos y robustos, sus beneficios van mucho más allá. Una de las funciones más útiles de los músculos, de la que por cierto no se habla lo suficiente, es que actúan como una esponja para la glucosa y las grasas. Así pues, olvídate de tomar esos costosos suplementos «antipicos de glucosa» de eficacia dudosa o de usar monitores continuos de glucosa (que no son necesarios a menos que tengas diabetes) y céntrate en desarrollar músculos sanos para regular tus niveles de azúcar y grasa en sangre.

La hipótesis del aprovechamiento de las proteínas (PLH en inglés) sugiere que los seres humanos tenemos una necesidad innata de consumir una determinada cantidad de proteínas y que el apetito no cesa hasta que se alcanza ese umbral. La idea es que, dado que muchos de nosotros tomamos alimentos ultraprocesados que no contienen mucha proteína, sentimos la necesidad de comer en exceso —casi como método de compensación— hasta alcanzar nuestro objetivo proteico. Se cita como una de las razones por las que la obesidad se está convirtiendo en un problema cada vez mayor en las poblaciones occidentales. Sin duda, esta teoría se vería respaldada por algunos estudios recientes. En 2022, investigadores de la Universidad de Sídney descubrieron una relación entre comer más proteínas y comer menos alimentos en total y, ese mismo año, un estudio estadounidense relacionó una mayor ingesta de proteínas con una mejor elección de lo que comemos y una mejor calidad de la dieta en general.

Otro aspecto a tener en cuenta es que tanto hombres como mujeres empezamos a perder masa muscular cuando nos acercamos a los cuarenta años, uno de los motivos por los que acumulamos grasa donde no queremos (por ejemplo, en la cintura) al llegar a esta etapa de la vida. Aunque, hasta cierto punto, la pérdida de masa muscular puede ser una consecuencia natural de cumplir años, lo ideal es minimizarla en la medida de lo posible. Y desde luego no nos interesa perder músculo demasiado rápido (una afección conocida como «sarcopenia») a causa de una dieta deficiente, una enfermedad o la falta de ejercicio. Afortunadamente, como veremos a continuación, las proteínas desempeñan un papel importante a la hora de reducir el riesgo de que esto ocurra.

La mejor manera de prevenir la pérdida muscular es ingerir suficientes proteínas a través de la dieta y hacer entrenamiento de resistencia (más al respecto en la p. 79). Para estimular la síntesis proteica muscular (recuerda: el mecanismo que crea nuevos músculos), el cuerpo necesita unos 30 g de proteínas de calidad en cada comida. De hecho, hay investigaciones que apuntan a que las dietas que contienen unos 30 g de proteínas por comida aportan mejoras en otros muchos aspectos, como el apetito, el control del peso corporal, el estado de ánimo, el sueño y la energía, si se comparan con dietas más bajas en proteínas, y esto es algo que veo en mi consulta una y otra vez.

En resumen, consumir una cantidad adecuada de proteínas —sobre todo cuando se combinan con fibra, como veremos más adelante— puede llegar a cambiarte la vida.

Las proteínas también son un factor clave a tener en cuenta si se usan inyecciones para perder peso con GLP-1, como Mounjaro u Ozempic, pues ayudan a mitigar los efectos secundarios más comunes, por ejemplo la fatiga y la pérdida de masa muscular.

Comidas con 30 g de proteínas de un vistazo

Resulta interesante, además de útil en la práctica, ver cómo son en realidad 30 g de proteínas, por lo que te voy a poner unos ejemplos a continuación. En la página 35 hay además una guía sobre las fuentes de proteínas y las cantidades, que es de gran ayuda para entender de un vistazo cuánta proteína hay en un alimento determinado. Pero ¿cómo se traduce eso en tu plato? Para facilitar las cosas al máximo, he incluido recetas flexitarianas, vegetarianas y veganas en los capítulos 7 a 10, que te ayudarán a convertir todo este conocimiento en deliciosas comidas.

- 200 g de yogur griego 0% + 1 cucharada de semillas de calabaza + 1 cucharada de crema de cacahuete.
- Tortilla de 2 huevos y 100 ml de clara de huevo + un bagel fino rico en proteína + 2 cucharadas colmadas de queso cottage.
- ½ bloque de tofu (revuelto) + 3 cucharadas colmadas de levadura nutricional + 1 tostada de pan de centeno.
- 4 filetes finos de carne de pavo + ½ aguacate + ⅓ de bote de alubias negras (unos 130 g).
- ⅓ de un bloque de tempeh (salteado) + un puñado abierto de edamame + unos 125 g de arroz integral cocido.

- 1 pechuga de pollo pequeña + ensalada de hojas variadas.
- ½ lata pequeña de atún + pan de pita integral + ½ bote de alubias variadas (unos 200 g).

Preguntas frecuentes sobre los 30 g de proteína

¿Por qué aconsejas tomar una cantidad de proteínas superior a la diaria recomendada?

¡Buena pregunta! La cantidad diaria recomendada (CDR) de proteínas es de aproximadamente 0,8 g por kg de peso corporal. Para una persona de 70 kg, equivale a 56 g de proteínas al día. Sin embargo, es importante tener en cuenta que esta recomendación se basa en la cantidad necesaria para prevenir deficiencias; no es una cantidad óptima, ni tiene en cuenta el estado de salud de la persona ni si realiza actividad física. En función de tu edad, sexo, estilo de vida, preferencias alimentarias y nivel de actividad física, un objetivo de proteínas óptimo sería de aproximadamente 1,2-2 g por kg de peso corporal (ver la tabla de la p. 32). Teniendo esto en cuenta, una persona de 70 kg necesitaría entre 84 y 140 g de proteína al día.[1] Si todo esto te parece demasiado complicado, creo que empezar por 90 g está bien para la mayoría de las personas, y eso es lo que aportan tres recetas del plan de los 30 g. Además, puedes aumentar fá-

---

1. Muchos estudios afirman que ingerir más de 1,6 g de proteínas por kg de peso corporal no presenta beneficios realmente perceptibles en la población general.

cilmente esta cantidad hasta 120 g al día añadiendo un batido del capítulo 10.

¿Cuánta proteína necesitas al día?

Tu peso (kg)[2]	1,2 g por kg	1,4 g por kg	1,6 g por kg
50	60 g	70 g	80 g
55	66 g	77 g	88 g
60	72 g	84 g	96 g
65	78 g	91 g	104 g
70	84 g	98 g	112 g
75	90 g	105 g	120 g
80	96 g	112 g	128 g
85	102 g	119 g	136 g
90	108 g	126 g	144 g

¿Es verdad que las dietas altas en proteínas son malas para los riñones?

En 2018, un metaanálisis (compendio de los resultados de muchos estudios) de veintiocho ensayos concluyó que las dietas ricas en proteínas (hasta 2,4 g por kg de peso corporal al día) no dañaban la salud renal. Sin embargo, hay que tener en cuenta que estos son ensayos a relativamente corto plazo y que no disponemos de muchos datos a largo plazo. A menos que seas deportista profesional, no hay motivos de peso para superar los 1,6 g de proteína por kg de peso corporal. Sin embargo, ten en

---

2. Si tienes que perder mucho peso, haz el cálculo con tu peso deseado.

cuenta que si padeces una enfermedad renal no se recomiendan las dietas ricas en proteínas.

¿Las proteínas vegetales son incompletas y, por tanto, inferiores a las proteínas animales?

Las proteínas vegetales no tienen por qué ser incompletas, pero algunas fuentes de proteínas vegetales pueden tener niveles más bajos de algunos aminoácidos (como comentábamos en la p. 26). Por ejemplo, las alubias tienen niveles más bajos de metionina y el arroz tiene valores más reducidos de lisina, mientras que las proteínas animales suelen presentar buenos niveles de todos los aminoácidos esenciales. Sin embargo, puedes obtener fácilmente todos los aminoácidos que necesitas a partir de proteínas vegetales si incluyes una amplia variedad de alimentos en tu dieta diaria. Y eso es justo lo que estamos haciendo en el plan de los 30 g, así que si sigues una dieta vegana, vegetariana o flexitariana, lo tendrás controlado.

¿Puedo tomar suplementos para alcanzar mi objetivo de proteínas?

Las proteínas en polvo son productos muy procesados, pero pueden resultar una forma muy práctica y rápida de aumentar la ingesta de proteínas. Yo personalmente no las utilizaría varias veces al día como sustitutos de comidas, ya que siempre es mejor obtener los nutrientes de los alimentos en su forma más natural posible. Sin embargo, las proteínas en polvo de alta calidad son seguras y especialmente útiles para aquellas personas a las que les cuesta obtener suficiente proteína solo a través de la dieta. Por este motivo, en el capítulo 10 he incluido algunas recetas de batidos con proteínas en polvo.

Si compras proteína en polvo, busca variedades de suero (elaboradas a partir de leche), caseína (elaboradas a partir de leche pero con bajo contenido en lactosa, por lo que te servirían si eres intolerante a la lactosa) o de origen vegetal (normalmente de soja, arroz integral o guisantes). Lo ideal es que hayan sido certificadas por organismos independientes para garantizar su pureza y calidad (organizaciones como NSF Certified for Sport, Informed Choice e Informed Sport realizan certificaciones); comprueba además las etiquetas para intentar evitar azúcares añadidos, aditivos y conservantes. Lo ideal es que una ración aporte al menos 20 g de proteína y 2,5-3 g de leucina.

¿Una dieta vegana proporciona suficiente proteína?

Hay muchas fuentes excelentes de proteína vegana. Para mí, las mejores son el tofu, el tempeh (una proteína de soja fermentada), el seitán (una proteína a base de trigo) y las legumbres (alubias, lentejas, garbanzos y edamame). En cuanto a la proteína de la leche, la de soja está prácticamente a la altura de la de vaca (ver cuadro comparativo en la p. 244), si bien cabe señalar que la mayoría de los yogures de soja tienen bastantes menos proteínas que el yogur griego auténtico (es decir, el colado de textura espesa). El contenido en proteína también se puede compensar añadiendo semillas (las de cáñamo y calabaza son las más ricas en proteínas) o incluso mezclando una cucharada de proteína vegetal en polvo de buena calidad.

A continuación incluyo una práctica lista con el contenido en proteínas de los alimentos de origen animal, que podrás consultar siempre que necesites saber cuánta proteína contiene un alimento determinado.

Guía sobre fuentes de proteína y cantidades
(tabla completa en la p. 289)

ALIMENTO	CANTIDAD	MEDIDA	PROTEÍNA
AVES DE CORRAL			
Pechuga de pollo (cocida)	100 g	Filete pequeño	30 g
Lonchas de pavo	100 g	8 lonchas	23 g
Filetes finos de carne de pavo	50 g	2 filetes	6 g
PESCADO/MARISCO			
Bacalao (cocido)	100 g	Filete pequeño	25 g
Salmón (cocido)	100 g	Filete pequeño	23,5 g
Langostinos (cocidos)	100 g	Solo la parte comestible	16 g
CARNE ROJA			
Carne picada de ternera (5 % de grasa)	100 g		31 g
Chuletas de cerdo	100 g	Solo la parte comestible	31 g
LÁCTEOS Y HUEVOS			
Yogur griego (10 %)	100 g		6,5 g
Yogur griego (5 %)	100 g		9 g
Proteína de suero en polvo	20 g	2 cucharadas generosas	15,5 g
Huevo (duro)	50 g	1 grande	7,5 g
VEGETAL			
Tempeh (en función de la marca)	100 g		21,5 g
Tofu (en función de la marca)	100 g		17 g

No he oído hablar muy bien de la soja. ¿Qué debo saber antes de introducirla en la dieta?

Con frecuencia surgen preocupaciones sobre la soja, así que vamos a abordarlas aquí. Lo primero que preocupa es si hay relación entre la soja y el cáncer de mama, y esta sospecha surge porque la soja contiene unas sustancias químicas vegetales llamadas «fitoestrógenos». Los fitoestrógenos son compuestos vegetales que se encuentran en la soja y en otros alimentos, como las semillas de lino, y que imitan el efecto de los estrógenos. Lo primero que cabe señalar es que los fitoestrógenos son mucho más débiles que los estrógenos.

En segundo lugar, los fitoestrógenos pueden tener un efecto proestrogénico y antiestrogénico, por lo que, dependiendo de la parte del cuerpo en la que actúen, pueden aumentar o disminuir la respuesta estrogénica. En cuanto a investigaciones, existen numerosos metaanálisis sobre este tema (ver la lista de estudios en las pp. 278-279) y los resultados parecen indicar, en el peor de los casos, que la soja tiene un efecto neutro sobre el riesgo de padecer cáncer de mama y, en el mejor de los casos, que puede incluso ser beneficiosa a la hora de prevenir la recurrencia en aquellas personas que ya han sido diagnosticadas con cáncer de mama. Sin embargo, sí hay que tener en cuenta que los suplementos de isoflavonas (formas concentradas de fitoestrógenos) no están recomendados para las mujeres con cáncer de mama, ya que no se han realizado investigaciones al respecto.

Otro aspecto que preocupa es si la soja provoca feminización en los hombres (como ginecomastia o agrandamiento de los senos). Al parecer, la mayoría de los casos que dieron lugar a esta preocupación procedían de hombres que consumían soja en cantidades muy superiores a la ingesta normal, hasta 20 raciones al día.

Por último, a menudo se relaciona la soja con mitos sobre problemas de tiroides. Según diversas investigaciones, no hay datos estadísticamente relevantes que demuestren una relación entre el hipotiroidismo y el consumo de soja, siempre y cuando no se tenga deficiencia de yodo (que se encuentra en las algas, el pescado, el marisco, los lácteos, los huevos, las judías verdes y las fresas, así como en la sal yodada). Si se corrige el déficit de yodo, se pueden tomar productos de soja en la dieta. Si padeces una enfermedad tiroidea, como la tiroiditis de Hashimoto, y te han recetado levotiroxina, no es necesario que evites la soja, pero es aconsejable tomar el medicamento con el estómago vacío y retrasar cualquier alimento o bebida, tanto si contiene soja como si no, durante al menos una hora, ya que puede interferir en la eficacia del fármaco.

¿Por qué 30 g de fibra al día?

La fibra es la gran olvidada del mundo de la nutrición ¡y me he propuesto devolverle la popularidad! Según las directrices del Gobierno británico, los adultos deberían consumir unos 30 g al día. En el Reino Unido, las personas consumen una media de 18 g al día, y solo unos 16 g al día en Estados Unidos. Pese a que es fácil de conseguir y abundante, está claro que la mayoría de nosotros consumimos menos fibra de la necesaria, lo cual es incomprensible si tenemos en cuenta la cantidad impresionante de beneficios que aporta, como por ejemplo ayudar a controlar el peso. Veámoslo más en detalle.

Los alimentos ricos en fibra tienden a ser voluminosos, y el efecto es que llenan físicamente nuestro estómago. El estómago tiene unos receptores que perciben su estiramiento y que, cuando se activan, envían hormonas de saciedad como el GLP-1 (el mismo que se encuentra en las inyecciones para bajar de peso, como Mounjaro, Wegovy y Ozempic) al cerebro para decirle «deja de comer, ya es suficiente». La fibra también ralentiza la velocidad a la que los alimentos salen del estómago, lo que nos mantiene saciados más tiempo, reduce la necesidad de picar entre horas y ayuda a estabilizar los niveles de azúcar en sangre, lo que a su vez contribuye a mantener nuestro estado de ánimo y nuestra energía más estables. Sin embargo, las impresionantes virtudes de la fibra no terminan ahí. También se ha demostrado que ayuda a reducir el colesterol LDL y disminuye el riesgo de enfermedades cardiacas, accidentes cerebrovasculares, diabetes, obesidad y algunos tipos de cáncer.

Si al oír la palabra «fibra» solo piensas en comida marrón, insípida y aburrida, como el salvado, no eres el único: es la asociación que suele hacer la mayoría de la gente. Sin embargo, eso es hacerle un flaco favor a la fibra. La fibra no solo es fundamental para la salud (por cada 5 g, reduce el riesgo general de muerte en un 14 %), sino que es increíblemente diversa y, si le echas un poco de creatividad, puede ser deliciosa, como comprobarás cuando pruebes las recetas del plan de los 30 g. Y un aviso especial para quienes evitan los carbohidratos: la fibra es en realidad un tipo de carbohidrato. ¡Efectivamente! Esta es solo una de las muchas razones para no rechazar ni temer a los carbohidratos, ya que juegan un papel fundamental en nuestra salud y no provocan —repito, NO provocan— aumento de peso, pero retomaremos el tema en el capítulo 2.

Antes se creía que la fibra era buena simplemente para regular el tránsito intestinal —algo que hace de maravilla—, pero ahora sabemos que, además de todos los beneficios ya mencionados, también desempeña un papel fundamental a la hora de alimentar la microbiota intestinal, es decir, los billones de bacterias que residen en el intestino grueso. Estas bacterias trabajan de forma sinérgica en nuestro interior como si fueran pequeñas farmacias, descomponiendo las fibras no digeribles de los alimentos que comemos y convirtiéndolas en compuestos beneficiosos llamados «ácidos grasos de cadena corta» (AGCC). Estos AGCC —los más conocidos son el butirato, el propionato y el acetato— tienen un sinfín de propiedades beneficiosas para la salud y pueden influir en muchos sistemas y órganos de nuestro cuerpo, como el sistema inmunitario, las hormonas, el estado de ánimo, el corazón, la piel y la salud metabólica.

Estas son algunas de las funciones más importantes que desempeña la microbiota intestinal:

- Fabrica vitaminas como la B_2, el folato, la B_{12} y la vitamina K.
- Puede ayudar a regular el sistema inmunitario.
- Puede influir en el apetito, el almacenamiento de grasas y el metabolismo.
- Puede influir en la calidad del sueño.
- Puede regular la inflamación.
- Puede ayudar a modular y metabolizar hormonas como el estrógeno (a través de un conjunto de bacterias conocido como «estroboloma»).
- Puede ayudar al cuerpo a descomponer y eliminar el exceso de colesterol.
- Crea polifenoles, que tienen propiedades antioxidantes (más información en la p. 48).
- Ayuda a mantener a raya el número de bacterias dañinas.
- Desempeña un papel importante de cara a mantener la salud de la mucosa intestinal.
- Puede favorecer la función cognitiva, el estado de ánimo y la salud mental.

Fibra

La fibra es lo que se conoce como un carbohidrato complejo y no solo se encuentra en vegetales. Sin embargo, no toda la fibra es igual. Hay muchos tipos diferentes, tal vez más de cien, pero, para simplificar, me voy a centrar solo en dos: la fibra soluble y la fibra insoluble.

Fibra soluble

Cuando se mezcla con agua, la fibra soluble adopta una consistencia gelatinosa, por lo que a veces se la denomina «fibra viscosa». Actúa como una esponja y ayuda a eliminar el colesterol del tracto intestinal. Fuentes ricas en este tipo de fibra son la avena, las alubias, las lentejas, los plátanos, los higos y las peras. La fibra soluble es especialmente buena para ralentizar la velocidad a la que los alimentos salen del estómago (lo que se conoce como «vaciamiento gástrico retardado»), este proceso puede ayudar a mantener la sensación de saciedad, controlar el apetito y regular la glucosa en sangre.

Almidón resistente

En realidad se trata de un tipo de fibra soluble, pero merece una mención especial porque algunos estudios demuestran que puede aumentar la sensación de saciedad, mejorar la sensibilidad a la insulina y reducir el apetito. El almidón resistente parece ser especialmente atractivo para ciertos microbios intestinales, lo que significa que prosperan y producen más AGCC cuando se incluye en la dieta. Lo cierto es que ingerir más almidón resistente es muy fácil. No solo se encuentra en los plátanos verdes, la avena y casi todas las alubias, sino que el proceso de cocinar, enfriar y recalentar parece aumentar los niveles de almidón resistente en alimentos como el arroz, las patatas, la pasta y el pan. Lo único es que, en el caso del arroz, hay que asegurarse de seguir las pautas correctas para recalentarlo: una vez cocinado, se enfría y se refrigera rápidamente; luego, al recalentarlo, hay que asegurarse de que alcanza una alta temperatura, y debe consumirse en un plazo de 24 horas. Y nunca recalentar el arroz más de una vez.

Fibra insoluble

Nuestro cuerpo no puede descomponer por completo la fibra insoluble, sino que pasa sin digerir por nuestro intestino, donde obra su magia al aumentar el volumen de las heces (¡lo cual es bueno!). Esto a su vez nos ayuda a ir al baño con regularidad, previene el estreñimiento y contribuye a eliminar los residuos que el cuerpo ya no necesita. Algunos buenos ejemplos son la coliflor, el salvado de avena, las judías verdes, el apio, los frutos secos y las semillas. Además, abunda especialmente en la piel de las frutas y verduras, por lo que, si se puede, es aconsejable evitar pelar las patatas, las chirivías y las zanahorias. Incluso se puede comer la parte exterior de frutas como kiwis e higos (lávalos bien y ya está).

30 g de fibra de un vistazo

Ahora que ya sabes por qué es tan importante comer mucha fibra, veamos cómo puedes hacerlo de forma fácil y agradable. He aquí un ejemplo de lo que serían 30 g de fibra en un día:

Desayuno

Porridge hecho con 2 cucharadas (30 g) de avena + 1 cucharada de semillas de chía + 1 cucharada de semillas de lino molidas + la leche que prefieras + 15 frambuesas = 17 g de fibra

Comida

1 pan de pita integral + 1 huevo duro + ½ aguacate + 1 cucharada de semillas variadas = 7,5 g de fibra

Cena

½ paquete (125 g) de verduras variadas para saltear + ½ bloque (120 g) de tofu + 1 buen puñado de arroz integral + 1 cucharada de semillas de sésamo = 9,5 g de fibra

Total = 34 g de fibra

Y si alguna vez te has preguntado cuánta fibra hay en los alimentos más cotidianos, aquí te detallo algunos:

Fibra en alimentos cotidianos

Alimento	Fibra por cada 100 gramos
Cáscara de psyllium	40
Frambuesas	12,5
Moras	12,5
Alcachofas	10
Brócoli	9,5
Espinacas	9,5
Espárragos	9

Coliflor	8
Pak choi	8
Alubias negras	7,5
Alubias rojas	7
Semillas de chía	7
Zanahorias	7
Fresas	6,5
Remolachas	6,5
Peras	5,5
Judiones	5
Kiwis	5
Lentejas rojas	5
Semillas de lino	5
Salvado de avena	4,5
Arándanos	4,5
Manzanas	4,5
Garbanzos	4,5
Pan integral	4,5
Naranjas	4,5
Almendras	4
Aguacates	4
Palomitas	4
Farik o freekeh	3,5
Boniatos	3,5
Plátanos	3
Avena	3
Ciruelas pasas	3
Tempeh	3
Patatas	2,5
Quinoa	2

Preguntas frecuentes sobre los 30 g de fibra al día

¿Cómo sé si el pan que compro en la tienda es rico en fibra?

Mira la etiqueta: será rico en fibra si contiene 6 g de fibra (o más) por cada 100 g.

Comer más fibra a veces me produce gases e hinchazón. ¿Qué puedo hacer?

A algunas personas, comer alimentos ricos en fibra, como las legumbres, les provoca molestias intestinales. Esto se debe a que son especialmente ricos en fibra fermentable, que, al ser descompuesta por la microbiota intestinal, puede generar gases como el metano y el hidrógeno. La clave está en introducir la fibra en la dieta poco a poco, para que la microbiota pueda adaptarse. Puedes empezar, por ejemplo, con una cucharada de legumbres en las comidas; mantén esta cantidad durante una o dos semanas y luego aumenta a dos cucharadas, y así sucesivamente. He incluido muchos más consejos para prevenir la hinchazón en el capítulo 3 (ver p. 75).

¿Cómo empiezo a introducir la fibra en mi dieta?

Recuerda: no tienes que alcanzar la cifra de 30 g de fibra de la noche a la mañana. De hecho, por los motivos que te acabo de mencionar, lo mejor es aumentar la ingesta poco a poco. Puedes empezar con cantidades muy pequeñas de fibra en cada comida e ir aumentando gradualmente cada semana, o bien céntrate en tomar más fibra en el desayuno hasta que sientas la confianza para introducirla también en la comida y en la cena.

¿Algún truco para tomar más fibra?

¡Desde luego! Aquí tienes tres atajos:

1. Una cucharada (unos 10 g) de cáscara de psyllium proporciona nada menos que 8 g de fibra, casi un tercio del objetivo diario. Lo bueno es que suele tolerarse bien, ya que no es una fibra fermentable (así que no produce gases). Se puede espolvorear en el porridge, añadir a la receta del pan (en la p. 146 hay una idea fácil) o mezclar con granola (ver p. 145). En cualquier caso, recuerda beber siempre mucha agua cuando tomes psyllium, para ayudar a que la fibra pase por el intestino.

2. En lugar de pan blanco, toma pan germinado o pan esenio, que es rico en fibra y proteínas, o prueba mi pan de queso cottage, que es facilísimo de hacer y contiene 9 g de proteínas y 5,5 g de fibra por rebanada (receta en la p. 254).

3. Busca pastas elaboradas con lentejas rojas, guisantes amarillos, edamame o judías mungo; tienen alrededor de 12 g de fibra y 21 g de proteínas por cada 100 g (la pasta normal tiene unos 3 g de fibra y 12 g de proteínas por cada 100 g). Además están muy ricas, siempre y cuando no te pases con el tiempo de cocción. Hoy en día se encuentran en casi todos los supermercados. A mí me gusta mucho la marca Explore Cuisine; es un poco más cara que la pasta normal, pero uso menos cantidad porque llena mucho.

¿Por qué 30 plantas diferentes a la semana?

El proyecto de investigación de 2018 del American Gut Project —un estudio colaborativo en el que participaron más de 10.000 personas— demostró que quienes tenían la flora intestinal más saludable (es decir, la más diversa) consumían alrededor de 30 tipos diferentes de plantas a la semana. Esta cifra no es en absoluto una regla fija, pero fomenta la idea de que una amplia variedad de vegetales es muy beneficiosa para la salud.

El término «plantas» incluye:

- Fruta
- Verduras
- Frutos secos
- Semillas
- Cereales integrales
- Hierbas y especias

Las plantas no solo contienen fibra dietética (cuyos beneficios ya hemos comentado), sino que además son buenísimas fuentes de prebióticos y polifenoles. ¿Y esto qué significa? Digamos que los prebióticos hacen las veces de comida para las bacterias buenas del intestino. En otras palabras, ayudan a nutrir los billones de microbios intestinales para que proliferen. Por su parte, los polifenoles son moléculas con propiedades antioxidantes. Existen muchos tipos diferentes (de hecho, ¡miles!). Tal vez te suenen por ejemplo los flavanoles, que se encuentran en el chocolate negro, y las antocianinas, presentes en los frutos rojos (más información en las pp. 48-49). Como es lógico, los prebióticos y los polifenoles están muy presentes en las recetas del plan de los 30 g; en el recuadro de la página contigua te explico por qué.

Prebióticos

Imagina que tu microbioma intestinal, los billones de bacterias que residen sobre todo en tu intestino grueso, fuera como una selva tropical, llena de especies diferentes. Pues los prebióticos serían el fertilizante que alimenta este ecosistema increíblemente diverso. Los prebióticos son básicamente fibras dietéticas que no se descomponen durante la digestión, sino que se desplazan intactas hasta el intestino grueso, donde bacterias beneficiosas como la akkermansia, los lactobacilos y las bifidobacterias se dan un festín con ellas.

Los prebióticos se han relacionado con una mejora del control del azúcar en sangre, la regulación del apetito y la salud de la piel. La buena noticia es que no es difícil incluirlos en tu dieta, siempre y cuando consumas muchas plantas diferentes, ¡lo que por supuesto harás con el plan de los 30 g! Los prebióticos se encuentran en casi todos los alimentos vegetales que contienen fibra.

Entre las fuentes más ricas de prebióticos se incluyen:

- Fruta: albaricoques, granadas, higos secos, dátiles, plátanos verdes.
- Verduras: alcachofas, espárragos, remolacha, hinojo, coles de Bruselas, ajo, puerros, cebollas.
- Cereales integrales: avena, espelta, centeno, cebada, farik.
- Frutos secos y semillas: almendras, anacardos, pistachos, avellanas, semillas de chía, semillas de lino.

- Legumbres: alubias, lentejas, garbanzos.
- Otros: raíz de achicoria, infusión de diente de león, infusión de manzanilla, tofu sedoso.

Polifenoles

Los polifenoles (a veces denominados fitoquímicos) son unos compuestos antiinflamatorios que se encuentran en las plantas. Suelen estar en concentraciones elevadas en la piel de colores vivos y con pigmentos oscuros de verduras y frutas, y también en hierbas, especias, café, té y chocolate negro.

Los polifenoles tienen potentes propiedades protectoras y las últimas investigaciones parecen indicar que cada uno de los colores aporta un beneficio distinto para la salud cuando los billones de bacterias del intestino los descomponen y fermentan. Esta es solo una de las razones por las que cualquier nutricionista que se precie recomienda «comer todos los colores del arcoíris», y es una excusa estupenda para consumir en abundancia verduras de hoja verde oscuro, frutos rojos azules, negros y rojos, y especias de colores intensos como el pimentón y la cúrcuma. Incluso el aceite de oliva y el café han demostrado contener compuestos polifenólicos beneficiosos.

He aquí algunos de los polifenoles más comunes y dónde encontrarlos:

Polifenol	Fuente
Antocianinas	Bayas
Catequinas	Té verde
Flavanoles	Chocolate negro
Isoflavonas	Soja
Oleocantal	Aceite de oliva
Lignanos	Semillas de lino
Ácido clorogénico	Café
Quercetina	Manzanas
Curcumina	Cúrcuma
Avenantramidas	Avena
Licopeno	Tomates

Si te encantan la carne, el pescado y los lácteos, no te preocupes: nadie te está pidiendo que los dejes. Al acompañar tus comidas favoritas de las 30 plantas diferentes a la semana, aumentarás al máximo tu salud sin renunciar a los alimentos que te gustan. Y si no eres de ensaladas, recuerda que con plantas no nos referimos solo a hojas verdes. El abanico es más amplio: aceitunas, café, arroz integral, chocolate negro, grosellas negras, alcaparras, granadas, melocotones, alubias rojas, cuscús, berenjenas... Todos ellos son una pequeña muestra de todo lo que entra en la categoría de plantas. Y, si necesitas más inspiración, consulta la rueda de la página siguiente.

Rueda de plantas

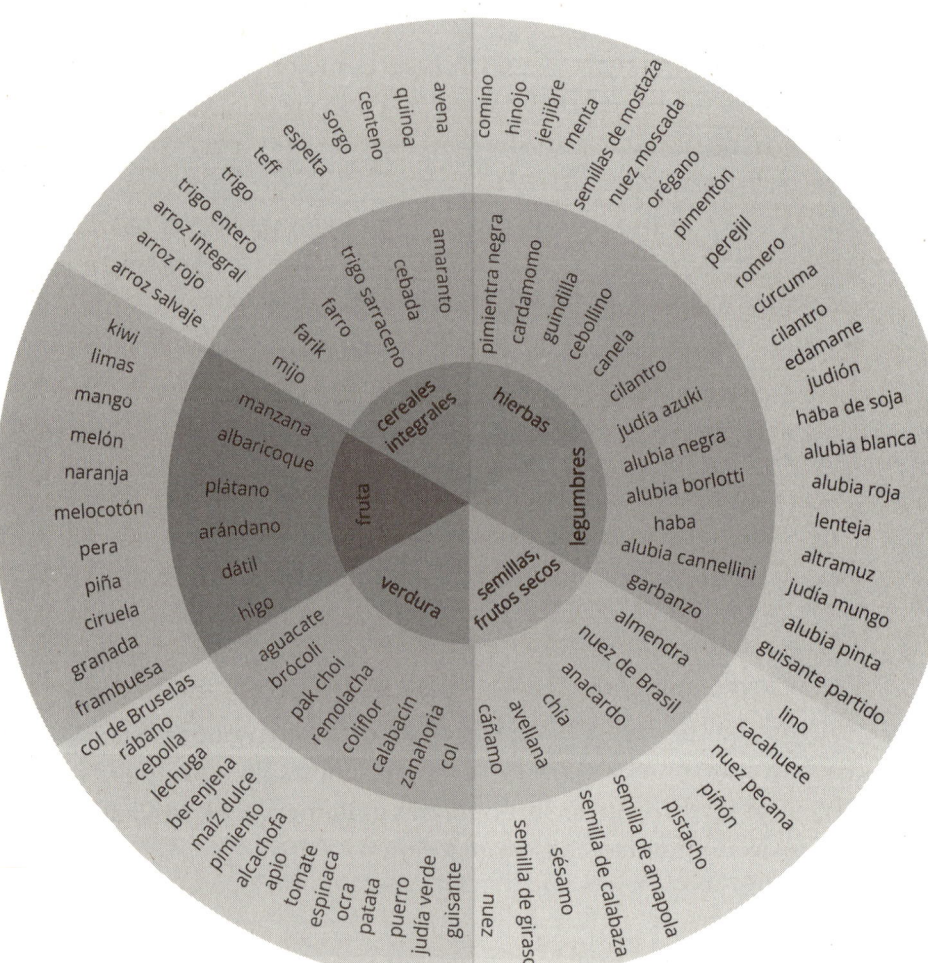

Preguntas frecuentes sobre las 30 plantas a la semana

¿Cuánto es una ración?

No tienen un tamaño estándar, pero es mejor pecar por exceso: una cucharadita o más de especias, en lugar de una pizca; verduras y hierbas por puñados, en lugar de solo unas hojas o ramitas; y la cantidad que quepa en dos manos en forma de cuenco de verduras como brócoli o espárragos, en lugar de unos ramitos o tallos. En las recetas de los capítulos 7 a 10 verás más claro las raciones que recomiendo.

30 me parece un montón. ¿Cómo sé cuántas plantas como en una semana?

Tal vez te parezca mucho, pero te sorprenderá lo fácil que es aumentar las cantidades. No olvides que no hablamos solo de frutas y verduras; también cuentan las alubias, garbanzos, cereales (como avena, quinoa y arroz integral), frutos secos, semillas, hierbas y especias. Echa un vistazo al registro semanal de plantas en la página 286, que puedes utilizar para hacer un seguimiento de tu ingesta semanal actual, o también puedes simplemente anotar en el móvil cada vez que comas una planta nueva. Estoy segura de que te sorprenderás gratamente, pero si aún no alcanzas la cifra deseada, sigue leyendo.

¿Importan los colores?

Tanto si hablamos de alubias como de zanahorias o cualquier otra planta, intenta que sean de tantos colores diferentes como sea posible. Por ejemplo, en vez de limitarte a las judías rojas, prueba los judiones, alubias azuki, negras o borlotti (¡o compra un bote de alubias variadas!). Y arriesga un poco la próxima vez que vayas a comprar: no te ciñas a los productos habituales; busca zanahorias amarillas o moradas, brócoli esparragado púrpura, o pimientos naranjas y amarillos. La variedad de los colores refleja diferentes tipos de polifenoles, cada uno con sus propios beneficios para la salud, como ya hemos comentado.

¿Congelado o fresco?

Ambos cuentan. De hecho, a veces los productos congelados son más nutritivos, porque se congelan en origen, conservando así tanto las propiedades saludables como el sabor.

¿Las setas son plantas?

Oficialmente no; son hongos. Pero sí cuentan para las 30 plantas a la semana.

Las plantas que consuma ¿deben ser orgánicas?

Los verdaderos beneficios para la salud provienen de comer plantas, así que no te preocupes si no puedes permitirte productos ecológicos. Ya solo con eso estarás haciendo un gran favor a tu flora intestinal y a tu salud a largo plazo.

> **Ecológico frente a no ecológico**
>
> Las investigaciones no son del todo concluyentes en cuanto a si los alimentos vegetales ecológicos son más nutritivos que los no ecológicos. Sin embargo, un metaaná-

lisis publicado en el *British Journal of Nutrition* en 2014 reveló que los productos ecológicos tienen un contenido «considerablemente mayor» (hasta un 69 %) de polifenoles. También mostró que los productos no ecológicos tenían niveles más altos de cadmio, un metal tóxico, y de pesticidas, aunque hay que señalar que estos seguían estando muy por debajo de los niveles reglamentarios.

Las preocupaciones respecto del medio ambiente y el bienestar animal quedan fuera del alcance de este libro, pero son más motivos por los que optar por lo ecológico. La conclusión es que las ventajas de comprar productos ecológicos no están claras. Depende de cada uno valorar si los beneficios compensan o no el coste adicional.

¿Qué alimentos sorprendentes cuentan como plantas?

Chocolate negro, aceite de oliva, aceitunas, pasta integral, tofu, alcaparras, vinagre balsámico, café y té.

¿Y cuáles no están en la lista?

El arroz blanco, la pasta blanca, las hamburguesas vegetales y los zumos no cuentan, ya que no están «enteros» (integrales). Es decir, se les ha eliminado buena parte de la fibra durante el proceso de elaboración.

¿Y los alimentos fermentados?

No podemos hablar de salud intestinal sin mencionar los productos fermentados, que contienen microbios vivos (probióticos) relacionados con diversos beneficios para la salud. No solo se cree que ayudan a la digestión, sino que los alimentos fermentados también pueden aumentar los niveles de ciertas vitaminas, como el folato, la B_2, la B_{12} y la vitamina K. Algunos ejemplos de alimentos fermentados son el yogur, el kéfir, el miso, el chucrut, la kombucha, el tempeh, el natto (un alimento japonés elaborado a partir de soja fermentada) y el kimchi. Si te gustan, no dudes en añadirlos a tu dieta siempre que puedas. El chucrut y el kimchi son excelentes complementos para la mayoría de las comidas saladas, el miso combina con sopas y guisos, y el kéfir casa muy bien con el porridge, la avena y el pudin de chía.

La pasteurización y el calor matan las bacterias beneficiosas, por lo que hay que comprobar las etiquetas al comprar alimentos fermentados en el supermercado. Si preparas kéfir o chucrut en casa, por ejemplo, empieza siempre con pequeñas cantidades (una o dos cucharadas) y ve aumentando poco a poco hasta que el intestino se acostumbre.

En resumen

- Empieza a comprobar las etiquetas de los alimentos envasados para ver si son «ricos en fibra», es decir, 6 g (o más) por cada 100 g.
- Haz una lista de todos los alimentos ricos en proteínas de la tabla de las páginas 289-291 que quieras incluir en mayor cantidad en tu dieta.

- Anota cuántas plantas diferentes consumes actualmente a la semana con el registro de la página 286.
- Plantéate empezar a tomar uno o dos alimentos fermentados al día.
- Utiliza hierbas aromáticas y especias en abundancia en la cocina. A mí me gusta echar zumaque en los huevos revueltos, garam masala en los curris, y canela y nuez moscada en la avena.

CAPÍTULO 2

Mi fórmula para perder peso

En el capítulo anterior hemos repasado tres de los cuatro principios en los que se basa el plan de los 30 g: proteínas, fibra y variedad de plantas. Ahora veremos el cuarto principio, que se enfoca en la pérdida de peso (en concreto, de grasa corporal).

Antes de seguir avanzando, me gustaría dejar muy clara una cosa: la delgadez no es sinónimo de salud. Sin embargo, también sabemos que un exceso de peso puede estar asociado a problemas de salud como la diabetes de tipo 2, enfermedades cardiacas y algunos tipos de cáncer, así como problemas musculoesqueléticos, como dolor articular. Para algunas personas, hablar sobre el peso —aunque se aborde desde la empatía— puede ser un tema delicado. Si tratar este tema te resulta incómodo, o si simplemente no te es relevante, puedes pasar sin problema al siguiente capítulo.

Muchas personas notan que pierden peso siguiendo el plan de los 30 g porque, al tomar tantas proteínas, plantas y fibra, tienen menos hambre y, como resultado, no sienten la necesidad de picar entre horas, por lo que reducen la cantidad total de alimentos que ingieren. Esto ocurre de forma casi natural y sin necesidad de revisar minuciosamente su dieta. Podría decirse que es fruto del azar, o un efecto secundario positivo de haber adoptado esta nueva forma de comer. Por supuesto, esto no es cosa del azar; lo que ocurre es que comer según las pautas del plan de los 30 g hace que la mayoría de la gente entre en déficit calórico. Cada una de las comidas del plan de los 30 g aporta entre 500 y 600 calorías, por lo que solo tienes que decidir cuántas vas a tomar (más adelante lo explico en más detalle).

Sí, he mencionado las calorías. No faltan perfiles destacados en redes sociales que afirman que las calorías son irrelevantes. Yo no estoy de acuerdo. De hecho, me atrevería a decir que es imposible hablar de pérdida de peso sin profundizar en el tema de las calorías. Así que vamos a hacer justo eso.

El tema del peso es complicado de abordar. Puede resultar confuso, polémico y complejo, por lo que no es de extrañar que la gente tenga sentimientos encontrados al respecto. Cada día parece surgir una nueva pauta: *clean eating* (consumir alimentos naturales y poco procesados), ayuno intermitente, dieta baja en carbohidratos y alta en grasas, dieta 5:2, cetogénica, paleo, Atkins, zumos, carnívora, crudívora, alcalina… por nombrar solo algunas. Si has probado alguno de estos métodos y has perdido peso —o incluso si lo perdiste sin intentarlo, debido a una enfermedad o al estrés—, funcionó porque entraste en déficit calórico.

¿A qué me refiero exactamente con «déficit calórico»? Por explicarlo de forma sencilla, se ingiere menos energía (calorías) de la que se consume en las actividades diarias, ya sea desplazarse al trabajo, hacer ejercicio en el gimnasio o pasar la aspiradora por el salón. A diferencia del plan de los 30 g, casi todas las dietas que he mencionado solo funcionan a corto plazo, porque son demasiado estrictas o poco llevaderas para seguirlas durante mucho tiempo.

Mantenimiento del peso

Un «déficit calórico» hace que perder peso parezca fácil: solo hay que comer menos de lo que se gasta. Y aunque es cierto que es sencillo, todos sabemos que en realidad puede resultar muy difícil. Simplificar este proceso es una de las principales razones por las que creé el plan de los 30 g, y verás lo llevadero que es cuando desarrollemos el plan en el capítulo 3.

Si tu deseo de controlar el peso proviene de un enfoque realista y positivo —es decir, crees que mejorará tu calidad de vida y no lo asocias con culpa o vergüenza—, el plan de los 30 g te puede ayudar. Lo fundamental es entender que debes disfrutar lo que comes; de lo contrario, abandonarás cada dieta que empieces. No tiene ningún sentido cocinar lentejas, alcachofas y espinacas si detestas cada bocado. Con mis recetas abundantes en proteínas, plantas y fibra, seguirás tomando tus comidas favoritas, ya que todo tendrá cabida en tu mesa y el hambre, desde luego, no forma parte del menú.

La palabra «dieta» suele evocar ideas como sopa de col, programas detox o batidos para adelgazar. También se asocia con soluciones rápidas, restricciones extremas y resistir con pura fuerza de voluntad para conseguir resultados inmediatos. En realidad, la palabra «dieta» proviene del griego *diaita*, que significa «régimen de vida», y eso es justo lo que propone mi enfoque: una forma de alimentarse flexible y a largo plazo que se pueda mantener. Créeme: funciona. Puede que no pierdas tres kilos en una semana, pero si sigues los principios del plan de los 30 g, cuando termines el libro habrás dominado una forma de comer que te hará sentirte bien y que podrás seguir toda la vida.

Si anteriormente te ha costado perder peso puede haber muchas razones para ello. Por mencionar algunas:

- Te privas de comer todo el día y luego por la noche comes en exceso.

- Sientes cansancio o no duermes bien, por lo que recurres a la comida para que te dé energía.
- Viajas o comes fuera a menudo y te cuesta comer bien cuando no estás en casa.
- Recurres a la comida basura porque tienes poco tiempo.
- Los fines de semana echas por tierra todo el esfuerzo que has hecho entre semana.
- Tienes antojos que te resultan incontrolables y te hacen comer en exceso.
- Tienes horarios de trabajo irregulares y no consigues organizarte con antelación.
- Vives con alguien que te anima a darte demasiados caprichos con la comida.
- No tienes la cabeza para comer bien ahora mismo.
- Comes cuando no tienes hambre (estás aburrido, solo, estresado, triste, insatisfecho...).
- No tienes mucho espacio/almacenamiento para preparar o guardar comida.
- Crees que comer bien es caro.
- No tienes acceso a ingredientes saludables.

Pérdida de peso

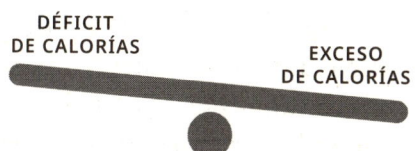

Si bien para perder peso hay que entrar en un déficit de calorías, es cierto que cada persona tiene unas necesidades calóricas individuales en función del sexo, edad, estilo de vida, trabajo y muchos otros factores.

En el plan de los 30 g he simplificado todo esto y ofrezco dos opciones que permitirán a una persona media alcanzar un pequeño déficit calórico (300-500 calorías): bien 1.500-1.800 o 1.800-2.200 calorías al día (lo explico más en detalle en el capítulo 3). Tal vez leas esto y pienses: «Pero yo no encajo en los parámetros de una persona media», lo cual es comprensible. Entonces ¿cómo tienes que calcular tus necesidades calóricas individuales para perder peso?

Una forma es consultar la web www.calculator.net, donde encontrarás una calculadora de calorías rápida y fácil de usar con la que sabrás el déficit calórico que debes alcanzar. Si no, puedes hacer una sencilla ecuación para calcular tu déficit calórico diario aproximado. Toma tu peso en kilos y multiplícalo por 26. Escribe el resultado aquí: _____. Ese será el límite inferior de tu rango de calorías. Ahora toma tu peso en kilos y multiplícalo por 28. Escribe el resultado aquí: _____. Ese será el límite superior de tu rango de calorías.

Por ejemplo, imaginemos que pesas 70 kilos.

$$70 \times 26 = 1.820$$
$$70 \times 28 = 1.960$$

Tu rango de déficit calórico diario es de entre 1.820 y 1.960 calorías al día.

Si tienes que perder mucho peso, utiliza tu peso objetivo en kilos (sé realista) como cifra base.

Pongamos por ejemplo que pesas 85 kilos y tu objetivo es llegar a los 75.

$$\text{Peso objetivo de } 75 \times 26 = 1.950$$
$$\text{Peso objetivo de } 75 \times 28 = 2.100$$

Tu rango calórico diario es de entre 1.950 y 2.100 calorías al día.

Ten en cuenta que estas son unas pautas muy generales. Tendrás que ir jugando un poco con las cifras hasta ajustarlas, pero son un buen punto de partida. Síguelas durante al menos dos semanas. Si pierdes peso, vas por buen camino y puedes continuar así. Si no pierdes peso, tendrás que reducir las cifras un poco, pero debes ser muy sincero con toda la comida que tomas. En todas las recetas del plan de los 30 g he calculado las calorías, así que no tienes que preocuparte de eso. Pero si en algún momento quieres introducir tus propias comidas y recetas durante un periodo breve de tiempo, puedes calcular las calorías con aplicaciones como MyFitnessPal o Cronometer (ambas en español) o Nutracheck (en inglés).

También hay que tener en cuenta que, a medida que pierdas peso, probablemente tendrás que ajustar las cifras, porque los cuerpos más pequeños queman menos energía en reposo; es decir, el número de calorías que necesitas solo para mantenerte con vida (la tasa metabólica basal) disminuye a medida que pierdes grasa corporal. Por lo tanto, si has perdido peso pero crees que te has estancado, vale la pena recalcular el déficit calórico de la misma manera que lo hiciste al principio, solo que ahora tu peso inicial será más bajo. Sin embargo, si sigues perdiendo peso con el mismo déficit calórico, no es necesario que cambies nada.

Por cierto, si quieres averiguar tus calorías de mantenimiento (es decir, la energía que necesitas para mantener tu peso actual), utiliza la misma fórmula anterior, pero multiplica el peso por 15.

Por ejemplo, imaginemos que pesas 130 libras.

$$130 \times 15 = 1.950$$

Cuando llegues a tu peso ideal, puedes utilizar una de las aplicaciones mencionadas con anterioridad para calcular

tus calorías de mantenimiento (es decir, la energía que necesitas para mantener tu peso actual).

<blockquote>Tu objetivo de calorías de mantenimiento
es de 1.950 calorías al día.</blockquote>

Contar calorías puede ser útil para tener unos datos preliminares con los que trabajar, pero no recomiendo hacerlo para siempre y, desde luego, no quiero que acabes siendo un esclavo de contar calorías. Cuando lleves un tiempo poniendo en práctica las recetas del plan de los 30 g, ya te resultará más fácil entender el valor calórico de los ingredientes que sueles consumir y podrás utilizar ese conocimiento para pasar a preparar tus propias recetas.

Cuando trabajo de manera personalizada con clientes, es posible que hagamos el cálculo de calorías durante unas semanas, pero no suele ser más. La vida es demasiado corta para estar contando, pesando y midiendo comida cada día, pero sí creo que dedicar unas pocas semanas a realizar un análisis minucioso de la dieta puede ser increíblemente útil. No olvides que ya he hecho todo este trabajo en las recetas y los menús (que incluyen un desglose nutricional completo, calorías incluidas) de los capítulos 7 a 11.

Dudas comunes sobre las calorías

No todas las calorías son iguales

Una caloría es una medida de energía, por lo que, de hecho, las calorías sí son todas iguales. En palabras sencillas, 200 calorías de brócoli son lo mismo que 200 calorías de Skittles, de la misma manera que un kilo de plumas pesa lo mismo que un kilo de piedras. La confusión viene porque la gente confunde las calorías con lo saludable que es el alimento. Por supuesto, el brócoli es muy diferente de los Skittles en cuanto a nutrientes. Si quieres perder peso, sentirte bien y llevar una vida más larga y saludable, es aconsejable prestar atención tanto a las calorías como a los nutrientes de los alimentos, que es justo lo que hacemos en el plan de los 30 g.

No todas las calorías de los alimentos se absorben, por lo que no tiene sentido contarlas

Este es un punto interesante en el que merece la pena profundizar un poco más. Las investigaciones parecen indicar que las calorías de algunos alimentos son mucho más absorbibles que las de otros, lo que se conoce como «disponibilidad calórica». El ejemplo más habitual para ilustrar esta idea son los frutos secos (en concreto las almendras), gracias a un estudio realizado por el Departamento de Agricultura de Estados Unidos. El estudio demostró que, cuando las personas comían almendras, solo extraían 129 calorías del total de 170 que contienen estos frutos secos. Se cree que esto es debido al contenido de fibra, que los seres humanos no pueden digerir en buena parte y, por tanto, pasa intacta por el intestino. En el plan de los 30 g comerás muchos alimentos ricos en fibra, y si extraes o no hasta la última caloría de ellos no importa mucho —de hecho, se podría decir que esto es bueno para perder peso—, ya que la fibra no digerida sigue llegando al intestino y alimenta la flora bacteriana (como ya hemos comentado en la p. 46).

Otro ejemplo es la proteína, cuya estructura es tan compacta que, de hecho, gastamos energía en digerirla, en comparación con las grasas y los carbohidratos simples (como la harina), que se descomponen con bastante facilidad. Los científicos especializados en alimentación estiman que utilizamos el 30 % de las calorías de las proteínas en el proceso de digestión, frente al 5-10% en el caso de los carbohidratos y el 0-3% en el de las grasas. Esto es lo que se conoce como efecto térmico de los alimentos (ETA) y es una de las principales razones por las que el plan de los 30 g se centra tanto en las proteínas. Se estima que, de cada 100 calorías de proteína ingeridas, solo se absorben 70.

Otro aspecto que influye en la cantidad de calorías que se extrae de los alimentos es el grado de procesamiento, preparación y cocción. Por ejemplo, los alimentos ultraprocesados suelen ser más blandos, por lo que requieren menos digestión manual (es decir, menos masticación) y es más fácil que uno acabe comiéndolos en exceso. Además, suelen tener un menor contenido en fibra y proteínas y un mayor contenido en grasas y azúcares, por lo que, como se ha mencionado anteriormente, tienen más calorías disponibles para su absorción. El plan de los 30 g toma esto en cuenta y se basa sobre todo en alimentos en su forma natural mínimamente procesados.

Las mediciones de calorías no son fiables

Hay algo de verdad en esto. Las calculadoras de calorías online, las guías de calorías en los menús y las indicaciones de calorías de las etiquetas de los alimentos nunca van a tener una precisión del cien por cien. Esto se debe a que, en realidad, es bastante difícil medir el contenido calórico de los alimentos, y a eso se suma que la digestión y la capacidad de descomponer los alimentos (y absorber sus calorías) varían mucho de una persona a otra. En el Reino Unido, los fabricantes de alimentos tienen un margen del 20% entre lo que figura en la etiqueta y los resultados de las pruebas de laboratorio. La conclusión es que hay que considerar las calorías como una guía aproximada del valor energético de un alimento y como uno de los muchos parámetros que usaremos para controlar el peso (en la p. 68 menciono otros). Y un apunte: parece que las calorías estimadas en las comidas preparadas con alimentos ricos en proteínas y fibra tienden a ser mucho más precisas que en las que contienen ingredientes más procesados... He ahí otra razón para intentar comer los alimentos en su forma más natural posible.

No es necesario contar calorías

Las calorías cuentan a la hora de perder peso, pero no es necesario contarlas escrupulosamente para adelgazar. Por supuesto, en el plan de los 30 g no tendrás que contarlas, porque de eso ya me he encargado yo. Pero si no sigues mis menús y aun así quieres reducir la ingesta calórica sin contar calorías, podrías comer exactamente lo mismo que ahora pero con porciones más pequeñas, hacer algunos intercambios sencillos (yogur griego 0% en lugar de entero, por ejemplo), reducir el número de picoteos o dejar de tomar la copa diaria de vino con la cena. Todas estas son formas alternativas de reducir tu ingesta energética sin tener que esclavizarte contando el contenido real en calorías.

Contar calorías afecta a la salud mental

Es posible, sin duda. Por eso no lo recomiendo en absoluto si tienes ansiedad relacionada con la comida o antecedentes de trastornos alimentarios. Entender las calorías como una serie de datos brutos puede resultar útil, pero si crees que no vas a poder mantener una actitud objetiva, echa un vistazo a los otros métodos que enumero en la página 68.

Contar calorías lleva mucho tiempo y es aburrido

Calcular las calorías y registrarlas puede llevar algo de tiempo, sobre todo al principio, si tienes falta de costumbre. Existen aplicaciones (las ya mencionadas en la p. 61) que pueden facilitar mucho el proceso. Recuerda también que es algo que no recomiendo que se haga para siempre. Se trata simplemente de una herramienta que puede resultar útil al principio de un proceso de pérdida de peso para obtener una visión general de tu ingesta energética.

Aún no tengo claro cómo calcular mi déficit calórico

Sin cambiar nada de tu dieta, apunta todo lo que comes y bebes durante una semana; la mayoría de las aplicaciones ofrecen una prueba gratuita de 7 días, por lo que no te costará nada. Al final de la semana tendrás una idea bastante clara de cuántas calorías consumes actualmente. Pongamos que son 2.100. Ahora, solo tienes que restarle 300 para averiguar el límite superior de tu déficit calórico (2.100 − 300 = 1.800). Luego, resta 500 a la cifra inicial (2.100 − 500 = 1.600) para obtener el límite inferior de tu déficit calórico. Así pues, el rango que debes intentar alcanzar cada día para perder peso es de 1.600 a 1.800 calorías.

Si tienes el metabolismo lento, el déficit de calorías no funciona

Por lo general, llamarlo «metabolismo lento» no es del todo apropiado. Un estudio realizado en 2021 mostró que, al contrario de lo que se suele creer, el metabolismo se mantiene prácticamente igual entre los veinte y los sesenta años. Después de esa edad sí empieza a ralentizarse, pero solo un poco. Cosas que puedes hacer para aumentar moderadamente tu metabolismo son desarrollar masa muscular, dormir lo suficiente, evitar las pérdidas de peso rápidas, mantenerte activo a lo largo del día aumentando la NEAT (ver p. 81) y comer suficiente proteína. Por otro lado, tampoco es aconsejable hacer dietas drásticas; es mejor una pérdida de peso lenta y sostenible.

¿Puedo medir las calorías que he quemado haciendo ejercicio (con una pulsera de actividad) para saber cuántas calorías más puedo comer ese día?

Es un error común que hay que evitar. Las máquinas de gimnasio y los dispositivos que miden la actividad tienden a sobreestimar las calorías que has quemado, por lo que no es recomendable tenerlos en cuenta en la ecuación para perder peso, a no ser, claro, que seas deportista o entrenes varias veces al día. Si no es tu caso, considera las calorías que has consumido en tu hora de entreno como un pequeño extra para tu déficit calórico.

Contar macros (carbohidratos, grasas y proteínas) es más importante para perder peso que las calorías

El balance calórico total es lo que determina la pérdida de peso, no la cantidad de proteínas, carbohidratos o grasas que consumes. El plan de los 30 g proporciona 30 g de proteína por comida porque te sacia, controla el apetito y ayuda a conservar y desarrollar masa muscular. El resto de las calorías que ingieres puede provenir de una combinación de carbohidratos y grasas que te funcione: algunas personas prefieren una dieta alta en carbohidratos y baja en grasas, mientras que otras prefieren una dieta alta en grasas y baja en carbohidratos. Hay muchos estudios, por ejemplo un metaanálisis de 2017 realizado por Hall y Guo, que analizan los carbohidratos frente a las grasas en relación con la pérdida de peso. A igual cantidad de proteínas y calorías, estos estudios demuestran una y otra vez que las tasas de pérdida de grasa son prácticamente idénticas en las dietas bajas en grasas y en las dietas bajas en carbohidratos. Creo sinceramente que, para perder peso, no hay que darle muchas vueltas a esto, siempre y cuando mantengas un déficit calórico, alcances tus objetivos de proteínas y fibra, y comas muchos tipos diferentes de plantas para obtener los micronutrientes, que son las vitaminas, minerales y compuestos químicos beneficiosos de los que hablábamos en el capítulo 1.

Todas las recetas del plan de los 30 g se han ideado teniendo en cuenta el contenido en proteínas, plantas, fibra y calorías. Yo concuerdo con esta información que acabo de presentarte; por eso verás que la cantidad de carbohidratos y grasas varía entre mis recetas; depende sobre todo de lo que mejor se adapte a los sabores de la receta.

¿Qué puedo hacer para reducir las calorías sin contarlas?

- Prueba el método mano-mano-puño-pulgar cada vez que prepares una comida: una porción de proteínas del tamaño de la mano, una porción de plantas del tamaño de la mano, una porción de carbohidratos del tamaño del puño y una porción de grasas del tamaño del pulgar.
- Come a horas fijas y planifica lo que vas a comer cada día. Si lo vas improvisando introducirás demasiadas variables; además, tener que tomar decisiones constantes es agotador.
- Deja de picar entre horas y céntrate en tomar tres comidas saciantes al día del plan de los 30 g.

- Controla lo que bebes: reducir el consumo de alcohol, cafés con leche, bebidas gaseosas y chocolates calientes es una forma fácil de eliminar unos cientos de calorías al día.

En resumen

- Recuerda: la delgadez no es sinónimo de salud. Hay muchas otras variables para determinar tu estado de salud (lo trataré en el capítulo 3).
- Calcula tu rango de déficit calórico objetivo (tienes las fórmulas en la p. 60).
- Plantéate descargar una aplicación como Cronometer, MyFitness Pal o Nutracheck para ayudarte a controlar las calorías a corto plazo (y los nutrientes de los alimentos, como proteínas y fibra).
- No te esclavices contando calorías: puede ser útil para saber en qué punto estás, pero no lo recomiendo a largo plazo.
- Una buena alternativa a contar calorías es usar el método mano-mano-puño-pulgar de la página 68.

CAPÍTULO 3

El plan de los 30 g en la práctica

Ha llegado el momento de entrar en materia. En este capítulo plantearé los pormenores del plan de los 30 g: en qué consiste, cómo funciona y cómo puedes adaptarlo a tus necesidades individuales. Te presentaré el marco de trabajo, te harás una idea de cómo son los menús y te ofreceré consejos útiles para ahorrar tiempo y dinero. También te ayudaré a prepararte para lo que viene y te daré una idea del tipo de cambios que puedes esperar.

Una breve recapitulación

El plan de los 30 g se basa en 30 g de proteína en cada comida, 30 g de fibra al día y 30 o más plantas diferentes a la semana. Además, para ayudarte en este camino te recomiendo encarecidamente que pongas en marcha algunas medidas de apoyo adicionales, como hacer ejercicio y reducir el estrés, algo que trataré en el capítulo 4.

Como hablábamos en el capítulo 1, esta forma de alimentarte te ayudará a sentirte saciado, a evitar los antojos, a regular el nivel de glucosa en sangre, a desarrollar masa muscular nueva y a perder grasa corporal sin perder la masa muscular que ya tienes.

Los menús del plan

El plan está pensado para una persona media que necesita entre 2.000 y 2.500 calorías al día. La mayoría de las recetas del libro aportan entre 500 y 600 calorías por comida. Las dos opciones que se ofrecen a continuación se han creado para entrar en un déficit calórico diario de entre 300 y 500 calorías. Para una persona media, esto debería ser suficiente para lograr una pérdida de peso constante y sostenida de entre 0,2 y 1 kg a la semana, en función del peso que se deba perder inicialmente.

Solo tienes que escoger la opción más adecuada para ti. Recomiendo a las mujeres empezar con la opción A y a los hombres, con la opción B. Para una evaluación más detallada del déficit calórico que más te conviene, consulta la página 60.

- **Opción A:** tres comidas al día del plan de los 30 g proporcionan 1.500-1.800 calorías, 90 g de proteínas y 30 g de fibra (y 30 o más plantas diferentes a la semana).
- **Opción B:** tres comidas y un batido al día del plan de los 30 g proporcionan 1.800-2.200 calorías, 120 g de proteínas y unos 35 g de fibra (y 30 o más plantas diferentes a la semana).

Cuando consumimos suficientes proteínas, fibra y plantas, nos sentimos saciados y satisfechos, por lo que no debería ser necesario comer entre horas con el plan de los 30 g. Sin embargo, como no conozco tu estilo de vida, tu trabajo, tus parámetros, tu historial médico, tus hábitos de ejercicio, etc., he incluido algunas ideas para picar algo rápido en el capítulo 10, en caso de que necesites aumentar tu ingesta de calorías o de energía.

Personalízalo

El plan de los 30 g se ajustará a las necesidades de la mayoría de las personas que lean este libro. Si, después de haber leído el capítulo 1, crees que necesitas más proteínas (debido a un trabajo muy activo, o a tu constitución, o a una mayor actividad física), puedes adaptar el plan aumentando las raciones o completando las comidas con fuentes de proteínas adicionales (a continuación te doy algunas ideas).

Formas fáciles de añadir proteína rápido a una comida

- Una cucharada de proteína en polvo triturada en un batido o añadida al porridge o a un pudin de chía (20 g).

- Una pechuga de pollo pequeña cocida, desmenuzada y mezclada en una sopa (30 g).

- 100 g de salmón ahumado para acompañar un bagel o un sándwich (23 g).

- 100 ml de claras de huevo (se venden embotelladas en el supermercado) añadidas a tortillas y frittatas (11 g).

- Un puñado abierto de edamame añadido a ensaladas, sopas, curris y salteados (11 g).

- 100 g de queso cottage untado en una tostada o incorporado a un batido (11 g).

- 100 g de tofu sedoso triturado en un batido o en un aliño (¡no se nota el sabor para nada!) (8 g).

Hay muchas maneras de hacer que el plan de los 30 g te funcione. A estas alturas ya sabrás que no es estático ni prescriptivo; está diseñado para ser flexible, de modo que puedas adaptarlo a tus necesidades dietéticas individuales.

Por partes

El plan de los 30 g pretende hacer la vida más fácil. Así pues, si comprometerte con todos los aspectos del plan se te hace cuesta arriba ahora mismo, divídelo en partes. Esto no es una carrera, así que quiero que avances a tu propio ritmo. Incluso los cambios pequeños pueden dar resultados notables; no te sientas obligado a hacerlo todo de una vez.

Una forma de dividirlo en partes es incorporar solo los desayunos a tu día a día y mantener el resto de la dieta igual. Hazlo durante una o dos semanas (o más) hasta que te sientas cómodo y confiado; entonces añade gradualmente las comidas. Sigue así hasta que ya hayas incorporado todos los elementos del plan que deseas seguir.

La flexibilidad es clave

La flexibilidad es clave a la hora de adoptar una forma de comer que se adapte sin esfuerzo al ajetreo del día a día, así que no dudes en ajustar, modificar o intercambiar los ingredientes para que cuadren con tu presupuesto, tus gustos o tus compromisos. Las recetas que he incluido en el plan de los 30 g son muy versátiles y pueden adaptarse fácilmente. Así pues, si hay algún ingrediente que no te gusta, no tienes más que cambiarlo por otro.

Por ejemplo, puedes sustituir el tofu por tempeh, el pollo por pescado, el edamame por guisantes o el yogur griego por uno de soja. Si no se te ocurre nada, consulta de nuevo la lista de fuentes de proteínas y cantidades de la página 35 para inspirarte.

Los menús

En los menús del capítulo 11 podrás ver cómo sería una semana en el plan de los 30 g. Están ahí para hacerte la vida más fácil y ofrecerte un marco que puedas seguir. Los he diseñado para reducir al mínimo el tiempo que pasas en la cocina y para que no tengas que dedicarte a la engorrosa tarea de pensar qué cocinar. Para reducir el tiempo que pasas entre fogones, algunos platos se repiten, para que comas sobras varias veces a la semana. Puedes hacer estos platos repetidos más interesantes o variados cambiando algunos complementos o añadiendo verduras o guarniciones diferentes la segunda vez que los consumas.

Por supuesto, los menús son del todo flexibles y puedes cambiar las comidas como mejor te parezca; es decir, no tienes que ceñirte a los días tal como están establecidos en el horario: nada en este plan es inamovible.

He incluido un plan de comidas flexitariano, otro vegetariano y otro vegano. Nada impide que los flexitarianos utilicen los otros dos planes, ni que los vegetarianos utilicen el plan vegano. En cuanto a los veganos, no dudéis en echar un vistazo a los otros dos planes en busca de inspiración, ya que es muy posible que podáis hacer algunos cambios sencillos para adaptarlos a vuestras necesidades.

Qué esperar con el plan de los 30 g

Cambios intestinales

Los cambios en la digestión suelen ir de la mano de cambios en la dieta, especialmente cuando se aumenta la ingesta de proteínas y fibra. Tu flora intestinal recibirá más fibra, lo cual es bueno (a no ser, claro, que te hayan diagnosticado colon irritable, en cuyo caso no debes hacer ningún cambio en la dieta sin asesoramiento médico) y, como resultado, es posible que se vuelva más activa. No te sorprendas si experimentas más gases, y tal vez algo de hinchazón y cambios en los hábitos intestinales, ya que esto puede ser una señal de que tus microbios se han activado y están empezando a fermentar toda la fibra nueva que están recibiendo. La clave para gestionar estos cambios es tomarse el tiempo necesario para comer, siempre que sea posible: come despacio, mastica bien e intenta comer sentado a la mesa, sin distracciones. Moverse —aunque sea un paseo de diez minutos— también puede ser increíblemente útil para facilitar la digestión.

Si los cambios provocan molestias intestinales, vale la pena reducir un poco la ingesta de fibra hasta que los microbios se adapten. Una forma de hacerlo es empezar introduciendo solo una comida del plan en tu día y luego ir aumentando. Otra podría ser reducir los ingredientes que crees que son los causantes. Por ejemplo, reduce a la mitad la cantidad de legumbres que se usan en una receta u omite la guarnición de brócoli recomendada.

El aumento de fibra requerirá también tomar más agua para que todo siga fluyendo por el intestino. Mantén la hidratación llevando siempre encima una botella de agua; puedes añadirle menta, pepino, jengibre fresco, limón o lima para que te resulte más apetecible y fácil de beber.

Un saco térmico o una bolsa de agua caliente en la tripa también va de maravilla para aliviar la hinchazón, y favorece la digestión al estimular el flujo sanguíneo en la zona. Y, cuando todo lo demás falla, también puedes probar con unas enzimas digestivas, aunque no quiero que te vuelvas dependiente de ellas; úsalas solo de vez en cuando.

Otros consejos útiles:

- Invierte en algunas infusiones ricas. Las de hinojo, menta y diente de león pueden ser de particular ayuda en la digestión.
- Cuando tengas que sentarte durante mucho rato, evita llevar ropa ajustada, cinturones o leggins de cintura alta, ya que pueden dificultar la digestión.
- Para combatir la hinchazón puede ser de ayuda una cápsula de aceite de menta, preferiblemente tomada 30 minutos antes de la comida (si te olvidas, después también funciona, pero es ligeramente menos eficaz).
- Intenta comer más o menos a la misma hora todos los días, ya que esto puede ayudar a la digestión. Y, si tu horario lo permite, intenta dejar un intervalo de dos o tres horas entre la cena y el momento de acostarte.

Sensación de saciedad

Es muy probable que con el plan de los 30 g comas más volumen de comida que antes. En particular, los alimentos enteros ricos en fibra ocupan más espacio y pueden saciar mucho más rápido que los ingredientes más refinados y procesados. Esto es positivo, pero no recomiendo seguir comiendo cuando ya sientes saciedad. En otras palabras, no tienes que terminar hasta el último bocado de las comidas de este plan. Recuerda: siempre puedes guardar las sobras para más tarde, con lo que no solo ahorras en comida, sino también en tiempo en la cocina.

Consejos para ahorrar tiempo

- 🍎 Si cocinas para varios días solo tienes que doblar o triplicar las cantidades; así luego puedes guardar las sobras en la nevera o en el congelador. En el plan de los 30 g he incluido intencionadamente diversas recetas que te darán para varios días.
- 🍎 Las ollas de cocción lenta u ollas eléctricas pueden ser una forma estupenda de ahorrar tiempo, no gastan mucho y sacan buen partido de ingredientes económicos. Son perfectas para guisos, estofados, curris... Solo tienes que introducir los ingredientes y dejar que la máquina haga el trabajo.
- 🍎 He concebido muchas recetas para que puedan prepararse con antelación para toda la semana. Hay muchas formas de hacerlo, desde pelar y cortar verduras de antemano a preparar de golpe el desayuno de tres días. Busca el símbolo 🍽 en las recetas, que significa que se pueden hacer preparativos con antelación.
- 🍎 Si no tienes mucho tiempo y se ajusta a tu presupuesto, hay proteínas precocinadas, bolsas de ensalada y vasitos de cereales precocidos que resultan de lo más prácticos. Este es un ejemplo estupendo de alimentos procesados que son una buena idea.

En resumen

Planificar será tu mejor herramienta:

- 🍲 Escoge cuál de las dos opciones de la página 71 vas a seguir (A o B).
- 🍲 Mira el calendario y decide una fecha de inicio.
- 🍲 Apunta qué comidas vas a tomar cada día (sigue uno de los menús de las páginas 268-273 para que te sea más fácil, y recuerda que puedes simplificar aún más y empezar solo con el desayuno).
- 🍲 Reserva algo de tiempo para ir a hacer la compra.
- 🍲 Antes de la fecha de inicio, puedes dedicar un par de horas a preparar ingredientes o a cocinar de antemano algunas recetas; podrías empezar por la avena nocturna de tarta de queso y limón (p. 113), la granola de avellana y chocolate (p. 145) o el dahl de lentejas rojas y coco (p. 213).

CAPÍTULO 4

Un poco de ayuda

El plan de los 30 g se centra en la dieta para ayudarte a sentirte mejor y a vivir más tiempo, pero es importante recordar que, aparte de lo que comes, hay muchas otras cosas que puedes hacer para conseguir una buena salud, controlar el peso y disfrutar de una larga vida.

¡Muévete!

Según la Organización Mundial de la Salud (OMS), treinta minutos de actividad física diaria reducen las tasas de mortalidad prematura en torno a un 20%. De hecho, según la OMS, no llevar una vida activa figura entre las diez principales causas de muerte. Veamos las diferentes formas en que puedes mantener una vida más activa.

Entrenamiento de resistencia

Desarrollar músculo es importante en todas las etapas de la vida, pero se vuelve aún más importante después de los treinta y cinco años. Los músculos no solo sirven para lucir un cuerpo atlético: nos mantienen fuertes, nos permiten conservar la independencia hasta una edad avanzada y contribuyen a la salud del corazón, los huesos y las articulaciones. También nos ayudan a ser más sensibles a la insulina (¡y eso es bueno!), ya que los músculos actúan como una esponja que absorbe la glucosa, y desempeñan un papel fundamental en el metabolismo. En resumen, los músculos van mucho más allá de la estética.

Las directrices mundiales recomiendan dos sesiones de entrenamiento de fuerza, además de 150 minutos de actividad de intensidad moderada o 75 minutos de actividad de intensidad alta, cada semana. El entrenamiento de fuerza puede realizarse de muchas formas, como por ejemplo el uso del peso corporal, bandas de resistencia, pesas libres como mancuernas y barras, y las máquinas de pesas de los gimnasios.

La recomendación es levantar un peso que suponga un reto para los músculos, pero manteniendo una postura correcta. En YouTube hay una gran cantidad de excelentes programas de entrenamiento con pesas (y gratuitos). Si estás apuntado a un gimnasio, pídele a un entrenador personal que te enseñe a utilizar las máquinas y te diseñe un entrenamiento que puedas seguir durante al menos ocho semanas antes de cambiarlo por otro más exigente. Ten en cuenta que no es necesario hacer un entrenamiento diferente cada vez. Seguir una rutina fija durante ocho a doce semanas te permitirá mejorar la técnica, hacer un seguimiento del aumento de fuerza y seguir planteándote retos (en cuanto a velocidad, peso de las pesas utilizadas, repeticiones) sin que tengas que reinventar la rueda cada vez que hagas ejercicio.

HIIT

El HIIT (entrenamiento a intervalos de alta intensidad) consiste en series cortas de ejercicios intensos en los que se hace ejercicio al máximo de la capacidad, intercaladas con breves periodos de descanso.

Al elevar el ritmo cardiaco a un nivel que no se puede mantener durante mucho tiempo se quema un poco más de grasa en menos tiempo, lo que lo convierte en un entrenamiento especialmente eficaz para aquellas personas con una agenda muy apretada. El HIIT también ha demostrado ser especialmente útil para reducir la grasa visceral, esa grasa abdominal profunda que se acumula alrededor de los órganos internos y es el tipo de grasa más peligrosa, ya que es inflamatoria y está relacionada con problemas de salud a largo plazo.

Últimamente han surgido comentarios negativos que apuntan al HIIT y niveles elevados de cortisol. Algunos influencers están aconsejando a la gente no hacer ejercicios de alta intensidad porque aumentará sus niveles de cortisol, lo que haría que ganen grasa en lugar de perderla. Esto es lo que ocurre cuando alguien toma un ápice de verdad y a partir de ahí saca conclusiones sin fundamento…

Si bien es cierto que los niveles de cortisol crónicos pueden influir en nuestra composición corporal (están relacionados con una mayor grasa visceral) y aumentar el apetito de algunas personas, los cambios de corta duración que provoca el ejercicio en los niveles de cortisol no son motivo de preocupación. La clave está en que las sesiones sean breves (basta con un par de quince minutos a la semana), asegurarse de recuperarse bien, comer suficiente para el entrenamiento y el cuerpo, y encontrar formas de gestionar el estrés del día a día (lo comentaremos más adelante).

NEAT

Acudir al gimnasio tres o cuatro veces a la semana está muy bien, pero solo suponen tres o cuatro de las ochenta y cuatro horas de luz que puede haber a la semana. ¿Qué puedes hacer el resto del tiempo? La NEAT (termogénesis producida por actividad fuera del ejercicio) son todas esas actividades diarias que no se consideran ejercicio planificado y que son de vital importancia. Pasear al perro, pasar la aspiradora, arreglar el jardín o subir y bajar escaleras para ir a buscar las cosas de los niños son ejemplos de NEAT. Una pauta general para ver tu nivel de actividad es intentar dar entre 7.000 y 10.000 pasos al día (ver el siguiente apartado). También puedes ir en bici al trabajo, evitar las escaleras mecánicas, bajar del autobús unas paradas antes o aparcar en el extremo más alejado del aparcamiento del supermercado. ¡Cualquier cosa que te haga moverte!

Caminar

Soy una firme defensora del entrenamiento de resistencia, pero eso no compensa un estilo de vida sedentario. Las investigaciones muestran una relación entre el número de pasos (que es un indicador aproximado de la actividad general) y la reducción de la mortalidad por todo tipo de causas y las enfermedades cardiovasculares.

La mayoría de los beneficios de caminar se observan al dar entre 7.000 y 10.000 pasos. Seguir andando después de cierto punto sigue conllevando beneficios, pero menos perceptibles. Dicho esto, si quieres (y puedes) hacer más, desde luego que te animo a ello.

- Incluso un aumento moderado del número de pasos reduce significativamente el riesgo de mortalidad; los efectos protectores se empiezan a notar en los 3.000 pasos al día.
- El número óptimo de pasos al día para reducir el riesgo de muerte oscila entre 7.000 y 9.000.
- Si das menos de 7.000 pasos al día, intenta aumentar poco a poco. Un aumento de 1.000 pasos adicionales se asocia con una reducción del 9 % en el riesgo de mortalidad por todo tipo de causas, lo que sugiere que incluso pequeños aumentos en la actividad física y el movimiento pueden tener efectos positivos sobre la salud.

🍎 Si prefieres hacer el cálculo por tiempo, entre 150 y 300 minutos de actividad física de intensidad moderada o entre 75 y 150 minutos de actividad física de intensidad alta (o una combinación equivalente de ambas) a la semana proporcionarán unos beneficios para la salud casi máximos.

Control del estrés

Probablemente no necesitas que yo venga a hablarte de los efectos nocivos del estrés sobre la salud. Se ha documentado ya ampliamente. Lo que puede resultar mucho más útil, creo, es ofrecerte métodos para contrarrestar el estrés con el que todos tenemos que lidiar cada día. Así pues, incluyo aquí un sencillo conjunto de herramientas que quizá quieras probar. No es muy realista pensar que podemos erradicar por completo el estrés de nuestras vidas, pero sí podemos aprender a lidiar mejor con él con algunas técnicas sencillas.

Herramientas para combatir el estrés

Sal al aire libre	Caminar (a ser posible en la naturaleza o en un parque) puede ser de lo más reparador.
Trabaja la respiración	Prueba a hacer esto un par de veces al día o cuando sientas que se te encogen y tensan los hombros. Inspira contando hasta 3, mantén la respiración contando hasta 4, y espira contando hasta 5. La clave está en hacer que la espiración sea más larga que la inspiración.
Movimiento	Bailar, nadar, pilates, crossfit... Haz cualquier cosa que te guste. ¡Todo suma!

Duerme mejor	Para poder dormir entre 7 y 9 horas, tienes que estar físicamente en la cama al menos ese número de horas. Así pues, acostúmbrate a acostarte más temprano.
Apaga los dispositivos	Reduce el tiempo que pasas navegando por redes sociales y filtra bien las cuentas que sigues, para dejar solo las más alegres o educativas.
Di no más a menudo	Deja de exigirte demasiado y de hacer cosas que no disfrutas. El tiempo libre escasea; no lo malgastes haciendo cosas que no te gustan.
Dedica tiempo para ti	Practicar un hobby, darte un baño... Pasar un rato de tranquilidad a solas (aunque solo sean 10 minutos) es importante para desconectar.
Habla con alguien de confianza	Puede ser un terapeuta, los amigos... Desahogarse y compartir lo que te preocupa puede ayudar a aligerar la mochila.
No te apoyes en el alcohol	Parece una buena forma de desestresarse, pero puede afectar al sueño, alterar la microbiota, aumentar las ganas de comer alimentos poco saludables y provocar preocupación y ansiedad.

Controla tu mente

Tener la mentalidad adecuada es una herramienta infravalorada a la hora de poner en práctica nuevos hábitos. Me gusta pensar en los hábitos como un pijama viejo: gastado y cómodo, algo con lo que has convivido durante mucho tiempo. Piensa en esa copa de vino que te tomas con la cena, ver series por la noche o empezar el día con un cruasán con mermelada. Romper con los viejos hábitos puede resultar un poco incómodo, porque los nuevos hábitos al principio pueden hacerse un poco raros.

Creo que es importante aceptar que al principio, cuando empezamos algo nuevo, va a costar un poco, pero tenemos que recordarnos que los beneficios valen la pena. No hace falta que disfrutes hasta el último minuto de tu nuevo hábito (no puedes esperar sentir motivación a tope para preparar la comida o enamorarte del gimnasio de la noche a la mañana), pero replanteártelo y trabajar a su favor, en lugar de en contra, puede ayudar mucho. Puedes darle un giro positivo a esta nueva forma de vida y decirte, por ejemplo: «Esto lo hago por mi propio bien y es un gran privilegio poder mejorar mi salud». Algo así puede ser muy útil para recordarte que lo que estás haciendo es por el bien de tu yo futuro. También te sugiero que dejes de decirte: «Me encantan los dulces», «no puedo pasar sin azúcar», «odio el ejercicio», etc., y en su lugar reformular el discurso: «No soy un deportista nato, pero me siento bien después de hacer ejercicio y es estupendo para el corazón».

La autocompasión es fundamental. Odiarse a uno mismo rara vez funciona para cambiar las cosas y, desde luego, no sienta bien. Háblate como hablarías a los demás: anímate a tope y acepta desde el principio que alguna vez te desviarás del camino. Eso no te convierte en una persona perezosa, inútil o sin voluntad: te hace humano. La clave está en levantarse cada vez y volver a intentarlo. En este aspecto puede resultar muy útil escribir un diario (simplemente, tomar unas notas sobre tus sentimientos y reflexionar sobre lo que ha ido bien y lo que podrías haber mejorado cada día). Invierte en un cuaderno, tenlo junto a la cama y haz que escribir sea lo último que haces cada día.

Los días en que tengas ganas de tirar la toalla, recuerda que hacer algo —por pequeño que sea— es mejor que nada. Cuatro mil pasos es mejor que estar tirado en el sofá. Un desayuno de 20 g de proteína es mejor que un cruasán con mermelada.

Y recuerda además que un fin de semana en el que te des algún capricho no tira por la borda los cinco días previos en los que has equilibrado proteínas, fibra y verde en cada comida. A menudo es la mentalidad perfeccionista la que impide el cambio. Seguro que más de una vez has pensado: «Tengo dos celebraciones importantes, mejor no me molesto en [insértese un nuevo hábito]» o «Empezaré a comer bien después de Navidad/las vacaciones/el aniversario/el fin de semana/el lunes», y luego ya no te vuelves a acordar del tema. Recuerda: lo que cuenta es lo que haces la mayor parte del tiempo. Olvídate de la perfección, no existe; las acciones imperfectas son mucho más realistas y, créeme, también dan resultados.

A veces puede ser útil concederte un pequeño margen y tenerlo en mente, o una lista breve de cosas no negociables para que tus objetivos sean más alcanzables en los días en los que las cosas se hacen especialmente cuesta arriba, los niños están enfermos o el trabajo es mucho más exigente. Asegúrate de optimizar al máximo los días que puedas y de hacer una lista de cosas no negociables. Algo así:

Cosas no negociables

	No negociable	**Óptimo**
Número de pasos	6.000	10.000
Número de entrenamientos	2 veces a la semana	4 veces a la semana
30 g de proteína	En el desayuno	En cada comida
Escribir en el diario	Lunes, miércoles, viernes	Todas las noches
Días sin alcohol a la semana	4	7
Déficit de calorías	1.800	1.600

En resumen

- Crea tu propia lista de cosas no negociables a partir de la tabla anterior.
- Empieza a contar todos los pasos que haces al día con una aplicación gratuita como Pacer.
- Dormir bien es tu superpoder: haz todo lo que puedas para conseguir un sueño de calidad de entre siete y nueve horas cada noche.
- Crea una rutina de ejercicios que sea realista y apunta en tu agenda cada sesión: considera estos momentos como si fueran importantes reuniones de trabajo que no pueden posponerse.
- Anímate a tope ¡y recuérdate cada día todo lo que eres capaz de hacer!

CAPÍTULO 5

Dudas frecuentes

¿Se puede picar entre horas en el plan de los 30 g?

Las recetas deberían ser suficientes para que aguantes sin comer entre horas. Sin embargo, si después de leer el capítulo 2 crees que necesitas tomar más calorías, en el capítulo 10 he incluido algunos tentempiés rápidos, fáciles de preparar y ricos en proteínas y fibra.

¿Qué hago para que los menús funcionen si tengo que cocinar para toda la familia?

Muchas de las recetas son adecuadas para cuatro personas. En las recetas pensadas para dos personas, puedes duplicar o triplicar las cantidades según el número de comensales o para tener raciones extra para otros días. Muchas de las recetas también se pueden congelar.

¿Algún consejo para quienes tienen un presupuesto ajustado?

No es necesario gastar un dineral en ingredientes; hay muchas formas de reducir costes:

- Los supermercados económicos están muy bien surtidos y son bastante más baratos que los convencionales.

- Muchos venden yogur griego en envases de un kilo, por ejemplo, a un precio bastante inferior al de otros supermercados. También son prácticos para comprar bolsas grandes de frutos secos y semillas, que se pueden congelar hasta que se necesiten.
- Las hierbas y especias secas son una forma estupenda de añadir sabor y polifenoles (como hemos comentado en la p. 48). Duran tiempo en la despensa y cunden un montón.
- Puedes cultivar hierbas frescas en el alféizar de la ventana o en macetas o jardineras. Muchas, como el cebollino, la menta y el perejil, siguen creciendo a medida que las cortas y las usas, así que siempre las tendrás ahí disponibles.
- Si congelas el pan, evitarás que se desperdicie y también aumenta su contenido en fibra (¿recuerdas lo que comentábamos acerca del almidón resistente en la p. 40), así que son ventajas por partida doble.
- Las frutas y verduras congeladas suelen ser más baratas que las frescas, no se estropean y pueden tener un mayor contenido nutricional, ya que conservan todas las vitaminas.
- Los tarros y latas de legumbres son muy baratos. Ya están cocidas, por lo que no tienes que cocinarlas y, como ya llevan tiempo en remojo, es posible que las digieras mejor.
- Si tienes frutas y verduras frescas que no vas a poder comer, puedes lavarlas, trocearlas y congelarlas para aprovechar en batidos, sopas, guisos y curris.

¿Cómo me adapto a comer fuera de casa o en restaurantes?

Te sugiero pedir ensalada como entrante; así ya empezarás la comida con abundante verde. Para el plato principal busca una fuente de proteína que te guste: carne, pescado o una opción vegetal, como el tofu. Tanto si el menú viene con guarnición de verduras como si no, yo suelo pedir un par de platos vegetales más para acompañar; así aumento el aporte de fibra y la variedad de verduras. Y recuerda que puedes compartir con los demás comensales para que haya más diversidad. Si te llenas de proteínas y plantas con un gran aporte de fibra, es menos probable que consumas calorías en exceso.

He visto que en el menú has incluido ultraprocesados, como los bagels. Pensaba que era mejor evitarlos

No todos los alimentos procesados son iguales: hay una gran diferencia entre los alimentos mínimamente procesados y los ultraprocesados. Según un extenso estudio realizado en 2024, los alimentos ultraprocesados se asociaron (como cabía esperar) con peores resultados de salud. Se citaban alimentos como bebidas azucaradas, muchos platos preparados, carnes procesadas y comida rápida, que suelen ser muy ricos en calorías y con un alto contenido en sal, grasas saturadas y azúcares añadidos. Por el contrario, alimentos procesados como el yogur, el pan integral, las palomitas de maíz y los cereales integrales se consideran beneficiosos para la salud, dado que contienen fibra, proteínas y micronutrientes, y a veces están enriquecidos con vitaminas. En el plan de los 30 g de vez en cuando utilizo alimentos procesados para ahorrar tiempo, como vasitos de arroz precocido y tortillas integrales, pero te animo a que cocines de cero o prepares tus propias tortillas (en la p. 257 te doy una receta fácil) si lo prefieres.

Me preocupan las lectinas, los oxalatos y los fitatos. He visto en redes sociales que son tóxicos

Las lectinas, los oxalatos y los fitatos —compuestos que se encuentran en las plantas— son a veces demonizados por los carnívoros por ser «antinutrientes», ya que pueden reducir la absorción de ciertos nutrientes, como el calcio. Los alimentos que contienen estos compuestos, como legumbres, verduras, frutos secos y cereales, son ricos en vitaminas, minerales, fibra y polifenoles, cuyos beneficios compensan con creces los efectos negativos que puedan tener las trazas de lectinas. Ya solo el hecho de preparar y cocinar los alimentos que contienen estos ingredientes reduce significativamente su presencia; por eso no se recomienda comer alubias crudas, por ejemplo, aunque las variedades en conserva ya vienen cocidas, así que no hay que preocuparse por eso. A continuación te doy otros consejos.

- Las lectinas y los fitatos —presentes en alubias, frutos secos y legumbres— se reducen con el remojo, la cocción, el calor y la fermentación (consejo: lo mejor es escoger opciones en conserva, que ya han sido remojadas y cocidas).
- Los oxalatos —se encuentran en las espinacas, las acelgas o el ruibarbo— se reducen al cocerlos brevemente o cocinarlos al vapor (consejo: las variedades de hojas tiernas contienen menos oxalatos).

Al consumir proteínas, ¿debo preocuparme por el horario de las comidas?

A menos que seas atleta profesional, los datos parecen apuntar a que la cantidad total de proteínas consumidas al día es más importante que el hecho de que la ingesta coincida después de un entrenamiento para optimizar el aumento de masa muscular (lo que se conoce como «ventana anabólica»). De hecho, las investigaciones actuales sugieren que los músculos pueden permanecer en un estado anabólico (es decir, cuando se gana masa muscular) hasta veinticuatro horas después del entrenamiento, en lugar de 30-60 minutos, como se solía creer. Así pues, no le des muchas vueltas a cuándo tomar proteínas. No obstante, si de verdad quieres centrarte en desarrollar músculo, yo intentaría tomar una comida rica en proteínas poco después del entrenamiento (desde luego, dentro de las tres horas siguientes) y siempre empezar y terminar el día con 30 g de proteína (o sea, en el desayuno y en la cena).

¿Necesito tomar probióticos para mejorar la salud intestinal?

Los suplementos de probióticos son bacterias vivas que suelen ir acompañados de reclamos algo aventurados: pérdida de peso, mejora de la piel, reducción de los síntomas de la menopausia, e incluso hay quien afirma que curan la depresión. La mayoría de los datos son poco fiables y muestran que tomar probióticos no aporta beneficios (o muy pocos) si el intestino funciona con normalidad. Sin embargo, sí hay algunos casos en los que los probióticos pueden ayudar.

Un probiótico multicepa (que contenga la cepa bacteriana *Lactobacillus reuteri*) puede aliviar los síntomas de colon irritable si se toma durante ocho semanas o más.

La cepa bacteriana *Saccharomyces boulardii* se ha relacionado con efectos beneficiosos tras un tratamiento con antibióticos.

Si quieres comprobar los reclamos de determinadas marcas antes de comprarlas, consulta www.tummymot.com en el Reino Unido y www.usprobioticguide.com en Estados Unidos. En España puedes consultar la OCU. Entretanto, céntrate en aumentar la fibra y la diversidad de las plantas que conforman tu dieta, que es una forma demostrada (y mucho más barata) de mejorar tu salud intestinal.

¿Y los suplementos de fibra?

Siempre recomiendo obtener la fibra de los alimentos si es posible, para ingerir también todos los minerales, vitaminas y nutrientes que la acompañan. Pero, si necesitas un empujoncito, algunas marcas populares son Metamucil y Fybogel. Solo hay que mezclarlas con un poco de agua y aportan entre 5 y 10 g de fibra por ración. De todos modos, consúltalo siempre antes con tu médico y, si te da luz verde, asegúrate de beber mucho líquido.

CAPÍTULO 6

Básicos de la cocina

Quiero que puedas incorporar los principios del plan de los 30 g a tu vida de la forma más fluida, eficiente y económica posible. Por suerte, aunque quizá no lo sepas, tu cocina ya es una fuente rápida y práctica de proteínas, plantas y fibra. A continuación te presento una serie de ingredientes —y consejos sobre cómo usarlos— que te ayudarán a cumplir los principios del plan con mayor facilidad. Ten en cuenta que muchos de estos ingredientes se utilizan en la sección de recetas del libro, pero no es necesario que los adquieras todos. Repasa la lista, marca los que ya tienes y empieza por añadir a tu compra semanal unos cuantos de los que te parezcan más interesantes o te llamen más la atención.

Frutas y verduras congeladas

- Guisantes, edamame, maíz dulce, pimientos variados, coles de Bruselas, zanahorias, habas, setas, coliflor, judías verdes, brócoli y espinacas son ideales para añadir a curris, guisos, salteados, estofados y también a dahls. En muchos supermercados encontrarás una mezcla para sofrito, que lleva cebolla, ajo, apio y zanahorias, perfecta para preparar la base de una sopa.
- Cerezas, frutos rojos variados, mango, melocotón, piña y nectarinas tienen un alto contenido en polifenoles y están

muy ricos en batidos y smoothies, o por encima de un porridge caliente (se descongelan muy rápido).
- La cebolla, los puerros, el ajo, el jengibre y las hierbas ya picados son excelentes para ahorrar tiempo.

Conservas y latas

- Los tomates en lata contienen más licopeno (un polifenol, ver p. 48) que los frescos y son una base ideal para salsas para pasta y boloñesa.
- El concentrado (o pasta) de tomate es excelente para añadir sabor a las recetas.
- Las legumbres en conserva son una forma estupenda de añadir fibra rápidamente a una receta y, al estar en remojo, son mucho más fáciles de digerir que las secas. Si notas que al comer legumbres te hinchas, asegúrate de enjuagarlas muy bien antes de cocinarlas; esto puede ayudar a reducir los compuestos que provocan gases.
- El pescado en conserva es una forma barata y cómoda de incorporar proteínas y las saludables grasas omega 3 a la dieta. Busca sardinas, caballa, salmón y atún al natural o en aceite de oliva.
- Los pimientos rojos en conserva son una forma fácil de dar color y sabor a las comidas, y sirven como base para excelentes aderezos y salsas.

Cereales y legumbres

- Los cereales precocidos, como arroz, quinoa y farik, ahorran muchísimo tiempo. Muchos no contienen más que el cereal cocido y un poco de aceite de oliva.

- 🍎 Utilizo a menudo avena en mis recetas, porque es barata, fácil de conseguir y una excelente fuente de betaglucanos (un tipo de fibra), que ayudan a reducir el colesterol. Busca copos de avena enteros o avena cortada, que se digieren más lentamente y sacian más que las variedades instantáneas o de cocción rápida. Aún mejor es el salvado de avena (muy fácil de encontrar en supermercados y tiendas de alimentación saludable), que incluye la capa exterior del grano de avena y contiene hasta tres veces más fibra que la avena normal.
- 🍎 Los copos de cebada y de centeno pueden ser una buena alternativa a la avena. Son buenas fuentes de fibra (especialmente la soluble) y tienen un sabor intenso a frutos secos. Son algo más densos que la avena, por lo que pueden necesitar unos minutos más de cocción.
- 🍎 El trigo sarraceno, los copos de quinoa, el amaranto, el mijo y el teff son buenas opciones de cereales para quienes deban evitar el gluten.

Pan, tortillas, galletas saladas y bagels

- 🍎 Siempre es buena idea tener rebanadas de pan y similares en el congelador. Recuerda que cuando calientes o cocines el pan congelado estarás obteniendo fibra extra del almidón resistente. Si dispones del tiempo y las ganas, en las páginas 254-259 encontrarás recetas caseras. Y mejor optar por panes de masa madre ricos en fibra, panes germinados y panes de centeno por sus bondades para la salud intestinal.
- 🍎 Muchas de las tortillas que se venden en el supermercado son ultraprocesadas con largas fechas de caducidad. Pero también pueden encontrarse marcas que elaboran sus torti-

llas con harina, agua, aceite de oliva virgen extra y sal (como Crosta & Mollica en el Reino Unido).
- Si no tienes tiempo para elaborar las galletas saladas de la página 258, echa un vistazo a las galletas de centeno integral de marcas conocidas de los supermercados. Aportan mucha fibra y combinan con todo tipo de ingredientes para preparar tentempiés rápidos y nutritivos. También puede ir bien tener en la despensa una reserva de galletas de avena.
- Busca bagels con alto contenido en proteína; la mayoría de los supermercados (incluso los económicos) los tienen. Sí, son procesados, pero recuerda que lo que cuenta es lo que comes la mayor parte del tiempo. Solo tienes que asegurarte de que los acompañas con muchos alimentos en su forma más natural (ver recetas en las pp. 179-181). Para preparar una versión casera rica en proteínas y rapidísima, echa un vistazo a mi receta de bagel con dos ingredientes de la página 255.
- Hay unos bagels más finos y proteicos que suelen tener menos calorías que los normales. Búscalos en cualquier buen supermercado.

Frutos secos y semillas

- Puedes hacer almendra molida en casa; solo tienes que triturar almendras en un robot de cocina potente durante unos segundos. Guárdala en un recipiente hermético.
- Las semillas de lino molidas son ricas en fibra. Puedes molerlas en casa triturando las semillas de lino unos segundos en un robot de cocina potente o en un molinillo de café. Haz pequeñas cantidades y guárdalas en un recipiente hermético en la nevera para que se mantengan frescas.
- Compra una bolsa de semillas variadas, ponlas en un tarro

bonito y déjalo en la mesa de la cocina; así te acordarás de añadirlas a las comidas, lo que supone un aporte de seis plantas diferentes o más en tu plato.

- Está bien tener siempre a mano tarros de crema de frutos secos (no te limites a la crema de cacahuete y prueba las versiones de avellana, anacardo, pistacho o almendra). Busca las que no contengan azúcar añadido ni aceite de palma. Si tienes alergia a los frutos secos, recuerda que hay muchas alternativas de cremas de semillas, como la de calabaza, girasol y tahini (elaborada con semillas de sésamo). Hacer cremas caseras de frutos secos y semillas es muy fácil si tienes un robot de cocina de alta velocidad con un motor resistente que pueda triturar durante diez minutos o más; eso es todo lo que necesitas para hacerlas en casa.

Lácteos

- Ya verás que suelo utilizar yogur griego auténtico (que no debe confundirse con el yogur de estilo griego) como mi fuente de lácteos habitual. Es delicioso, rico en proteínas, una buena fuente de calcio, contiene bacterias vivas (probióticos) y queda bien tanto en recetas dulces como saladas. En el plan de los 30 g por lo general opto por el que tiene 0 % de materia grasa, ya que es más rico en proteínas y más bajo en calorías que el entero (sí, la grasa es importante, pero mis recetas ya incluyen muchas fuentes saludables, como frutos secos, semillas, aceite de oliva, aguacate y pescado azul), y no tiene azúcares añadidos. Si prefieres el sabor más cremoso del yogur entero y te llena más (les pasa a muchos), opta por una de las variedades al 2 %, 5 % o incluso 10 % disponibles en los supermercados. El yogur de estilo griego no se filtra, por lo que tiene mucha menos proteína que el auténtico yogur griego. Aquí tienes una tabla comparativa de las diferentes opciones de yogur griego disponibles:

Opciones de yogur griego

Por 100 g	Yogur griego 0 %	Yogur griego 2 %	Yogur griego 5 %	Yogur griego 10 %	Yogur de estilo griego 0 %	Yogur de estilo griego entero
Proteínas	10,3 g	9,9 g	9 g	6,4 g	6,4 g	5,7 g
Calorías	54 kcal	70 kcal	93 kcal	134 kcal	51 kcal	133 kcal

🍎 El kéfir es un fermento ideal para tener en la nevera. Sin embargo, hay que tener en cuenta que los estudios sobre sus beneficios probióticos (bacterias vivas) se han realizado con kéfir de leche, no con las variedades a base de agua o bebidas vegetales. Intenta tomar 150 ml al día, ya sea de un trago, como si fuera un chupito, o añadido al desayuno o en aliños. Se compra en la sección de refrigerados del supermercado, pero también puedes comprar nódulos por internet y prepararlo en casa, ¡no podría ser más fácil! No obstante, como he mencionado en la página 54, si no tienes costumbre de tomar alimentos fermentados, introdúcelos poco a poco en tu dieta para que el intestino se acostumbre.

Leches y yogures vegetales

- En casi todas mis recetas utilizo leche de soja sin azúcares añadidos, porque prefiero su sabor al de la leche de vaca. Es baja en calorías, rica en proteínas y una buena fuente de isoflavonas, como ya comentamos en la página 48. No suelo optar por bebidas vegetales ecológicas, ya que la ley no permite que se enriquezcan con calcio, B_{12}, yodo, etc. Agita siempre las leches enriquecidas antes de usarlas para que el calcio añadido se distribuya uniformemente por todo el producto, ya que, de lo contrario, se deposita en el fondo.

- Las leches vegetales enriquecidas suelen contener pequeñas cantidades de aceite de colza para ayudar a mantener la textura. A pesar de que desde algunos rincones de internet intentan convencer a la gente de que los ácidos grasos poliinsaturados (AGPI, a menudo denominados también aceites de semillas), como el aceite de colza, son inflamatorios y «tóxicos», cuando se analizan todos los datos disponibles, este argumento no tiene mucho peso. Según un amplio metaanálisis realizado en 2021 con seres humanos, el consumo de AGPI no aumenta los marcadores inflamatorios ni el riesgo de enfermedades. La mayoría de las veces, los detractores de los aceites de semillas confunden los AGPI con los alimentos ultraprocesados en los que suelen encontrarse, lo cual es un tema totalmente diferente, aunque yo sigo manteniendo que todos deberíamos reducir el consumo de ultraprocesados. Si, a pesar de leer todo esto, sigues optando por leches vegetales ecológicas, asegúrate de que tu dieta contiene suficiente calcio, vitamina B_{12}, yodo, etc., de otras fuentes.

- Los yogures vegetales, como los productos a base de coco, pueden tener un contenido muy bajo en proteína. La mejor opción que he encontrado es un yogur de soja de estilo griego, que aporta 6 g de proteína por cada 100 g. Comprueba las etiquetas de las marcas que consumes y recuerda que siempre puedes añadir una cucharada de proteína en polvo para aumentar el contenido proteico, pero ten en cuenta que esto puede afectar un poco a la textura.

Aceites

- En casi todas las recetas del libro he usado aceite de oliva y aceite de oliva virgen extra. Compra el aceite de mejor calidad que puedas permitirte (los supermercados económicos tienen muy buenas opciones), a ser posible en botellas de vidrio oscuro para evitar que se estropee. Es un mito que no se pueda cocinar con aceite de oliva virgen extra (en realidad tiene un punto de humeo bastante alto, entre 190 y 230 grados, y su elevado contenido en polifenoles ayuda a mantenerlo estable cuando se calienta), pero suele ser caro, lo que puede inclinar la balanza hacia el aceite de oliva refinado (que tiene un punto de humeo de 200-240 grados). Ambas opciones son buenas.
- Yo vierto el aceite en una botella con pulverizador (lo compro por internet) para desperdiciar lo menos posible, reducir las calorías y conseguir una pulverización ligera y uniforme de aceite de oliva. Cuando lo rellenes, acuérdate de lavarlo bien antes para eliminar residuos de aceite que, de lo contrario, podrían enranciarse.
- El aceite de coco y la mantequilla tienen un alto contenido en grasas saturadas. Quedan muy bien en ciertas recetas —por ejemplo, un curri rojo tailandés con leche de coco o unas tostadas calientes con mantequilla y pan de masa

madre—, así que no los descartes, pero yo no los utilizaría como aceite o grasa principal para cocinar.

Utensilios

- Una batidora de alta velocidad (como la Nutribullet) te resultará muy práctica para hacer batidos, sopas y aliños, aunque una sencilla batidora de mano suele ser suficiente.
- Es práctico contar con un robot de cocina pequeño para picar y cortar en rodajas, y tiene un motor más potente que una batidora, por lo que también se puede usar para preparar cosas como cremas de frutos secos. El mío lo compré en un mercadillo hace años y sigue funcionando bien.
- Las picadoras de verduras facilitan la preparación de los ingredientes en cuestión de segundos. Algunas son eléctricas y otras requieren fuerza manual. Si dispones del presupuesto y del espacio para guardarlas, pueden valer la pena.
- Un pelador en juliana puede ser una forma rápida y eficaz de cortar verduras como los calabacines en tiras finas.

Otros artículos

- Hoy en día casi todos los supermercados venden claras de huevo embotelladas. Son muy prácticas y una forma rápida de añadir proteínas fácilmente a platos como tortillas, huevos revueltos y frittatas. Están en la sección de refrigerados.
- Para calmar los antojos de dulce me gusta tener en la nevera dátiles medjool, sirope de arce (sí, es azúcar añadido, pero

si forma parte de una dieta equilibrada no pasa nada) y chocolate negro (a ser posible con un 70 % o más de cacao).
- El polvo de matcha es ideal para preparar un té rico en sustancias vegetales que da energía gracias a la cafeína pero no altera, debido a su contenido en L-teanina (un aminoácido conocido por sus propiedades calmantes). También lo puedes añadir a un pudin de chía para preparar un desayuno delicioso y de un llamativo color verde.
- Proteína en polvo (ver p. 34).
- La levadura nutricional es un ingrediente apto para veganos que se utiliza a menudo para añadir un sabor salado y a queso a las comidas. Se presenta en forma de copos finos, gránulos o polvo, y suele encontrarse en la sección de especias o condimentos. Es baja en calorías y relativamente alta en proteínas (dos cucharadas aportan 6 g). Busca versiones enriquecidas con vitamina B_{12}. A mí me gusta espolvorearla en la pasta en lugar del queso parmesano o mezclarla en la sopa.
- La cáscara de psyllium es un tipo de fibra soluble (derivada de la cáscara de la semilla de psyllium) que presenta muchos usos. Conocida por sus propiedades laxantes y por aumentar el volumen de las heces, puede ayudar con el estreñimiento y con la regularidad intestinal, pero es segura y suave como para tomarla a diario. Se puede comprar a granel o en tiendas de productos naturales. Se añade a repostería o se esparce sobre el porridge y la avena. Empieza con una cucharadita y ve incrementando hasta llegar a una o dos cucharadas al día. Hidrátate siempre bien cuando la consumas para ayudar a que se mueva con fluidez por el intestino.
- El chucrut, el kimchi y el miso son alimentos fermentados que se pueden conservar en la nevera y son excelentes fuentes de probióticos (bacterias vivas) que ayudan a mantener

la salud y la diversidad de la microbiota intestinal. Los hemos tratado con más detalle en la página 54. Añade una cucharada de chucrut a las ensaladas, esparce un poco de kimchi en una tostada con queso y prepara deliciosos aderezos con miso... Todos son opciones deliciosas.

- Las especias y hierbas secas son muy prácticas para añadir sabor, interés y plantas extra a una receta. Entre mis favoritas están el zumaque (delicioso con huevos), el comino (ideal para espolvorear sobre los garbanzos junto con aceite de oliva antes de hornearlos), el pimentón ahumado (buenísimo espolvoreado sobre «patatas fritas» de boniato), el ajo granulado (una forma de potenciar el sabor sin complicaciones) y el garam masala (imprescindible para los currys).

- Los tarros son imprescindibles para guardar sobras y cuando se cocina para varios días. Me gustan de cristal siempre que sea posible, ya que son más sostenibles y no contienen BPA. Yo siempre los tengo a mano, de varios tamaños y formas. Los que tienen tapa de rosca y boca ancha suelen ser los mejores para evitar que se derramen y para comer directamente del tarro si estás fuera de casa o en el trabajo. Me gustan los de 480 ml para preparar avena nocturna (p. 126) y los de 700 ml para las ensaladas en tarro de las páginas 151 y 172. En lugar de comprarlos nuevos, siempre se pueden reciclar los botes de mermelada, que tienen un tamaño ideal para raciones individuales de avena nocturna y tarritos de desayuno.

- La sal negra (a veces llamada kala namak o sal negra del Himalaya) se utiliza a menudo en recetas veganas o vegetarianas para añadir un sabor similar al del huevo, por lo que es ideal para el tofu revuelto o las tortillas veganas. Úsala con moderación, ya que con un poco basta, y es mejor espolvorearla sobre las comidas al final, justo antes de comer, en lugar de durante la cocción.

Bueno, con esto ya te habrás hecho una idea clara del tipo de artículos e ingredientes que es útil tener a mano en la cocina. Ahora es el momento de poner en práctica todo lo que hemos aprendido. ¡Esta es la parte más emocionante! Pasa la página para empezar a explorar las recetas del plan de los 30 g y sentir los beneficios a largo plazo de incluir más proteínas, plantas y fibra en el plato.

Recetas

- ⓥ   VEGANA
- ⓥⓖ VEGETARIANA
- Ⓕ   FLEXITARIANA
- 🍽   SE PREPARA CON ANTELACIÓN
- 🍲   PARA VARIOS DÍAS

CAPÍTULO 7

30 g en el desayuno

Tanto si comes nada más levantarte como si lo retrasas unas horas, el desayuno es importante para empezar el día con buen pie. Una primera comida rica en proteínas, plantas y fibra marcará la pauta del resto del día en cuanto a energía, estado de ánimo, cognición y apetito. Y justo eso es lo que te ofrecen estas recetas abundantes en proteínas y beneficiosas para la salud intestinal; además, muchas pueden prepararse de antemano, con lo que te harán las cosas más fáciles. Toda la información nutricional que verás debajo del título de la receta (proteínas, fibra, calorías) es por ración e incluye los acompañamientos, como la fruta que se vierte por encima del porridge (a menos que se indique lo contrario). Un apunte: cuando en una receta se indica «unas pulverizaciones de aceite», yo uso un pulverizador con aceite de oliva; es muy útil para freír, asar y saltear.

Nota: He incluido unas cuantas recetas que utilizan yogur griego, porque es rico en proteínas, rápido, práctico y queda muy bien en estas propuestas. Como alternativa vegetal recomiendo un yogur de soja sin azúcar estilo griego, pero como estos yogures tienen menos proteínas que los lácteos, vale la pena añadir una cucharada de proteína vegana en polvo sin sabor al yogur vegetal que elijas. Así te aseguras de alcanzar el objetivo de 30 g de proteínas.

Las recetas de un vistazo

Avena nocturna de tarta de queso y limón
(2 raciones) p. 113

Bagel de tres maneras: halloumi y hierbas/huevo y pavo/revuelto de tofu
(1 ración) p. 114

Muesli bircher de mango chafado y cáñamo
(2 raciones) p. 117

Tarrito de frutos rojos y chía
(3 raciones) p. 118

Tortilla de champiñones, feta y pimiento rojo
(1 ración) p. 119

Porridge de cebada con crujiente de nueces pecanas y dátiles
(1 ración) p. 121

Tarrito de desayuno sabor Snickers
(2 raciones) p. 123

Tortitas con compota de frambuesas
(1 ración) p. 124

Bocata de hamburguesa de salchichas
(2 raciones) p. 125

Avena nocturna de lima con base de dátil y lino
(3 raciones) p. 126

Bocadillo vegano de huevo y berros
(1 ración) p. 128

Avena nocturna de tarta de manzana con crujiente de almendras
(2 raciones) p. 129

Bol de desayuno Chunky Monkey
(1 ración) p. 131

Alubias facilísimas con queso y calabacín rallado
(1 ración) p. 132

Copos de centeno tostados con melocotones asados
(1 ración) p. 133

Yogur batido con peras especiadas templadas
(2 raciones) p. 135

Potente bol de desayuno tex-mex
(2 raciones) p. 137

Tarro de desayuno con trigo sarraceno triturado
(2 raciones) p. 139

Burrito de huevo y feta/tofu
(1 ración) p. 140

Tostadas de masa madre con edamame y guisantes triturados
(2 raciones) p. 142

Granolas y aderezos para el desayuno

Granola casera p. 143
Granola de avellana y chocolate p. 145
Mezcla para espolvorear de más de 30 plantas p. 146
Mermelada de frutos rojos con chía p. 147

Avena nocturna de tarta de queso y limón

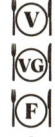

2 RACIONES

34 g de proteína • 13 g de fibra • 490 kcal
Preparación: 10 min

20 g de salvado de avena (o copos de avena normales o copos de quinoa)
30 g de semillas de chía
160 g de queso cottage bajo en grasas (ver opción vegana en el consejo a pie de página)
200 ml de leche de soja sin azúcares añadidos
250 g de yogur griego o de soja 0%
2 cucharaditas de sirope de arce
140 g de frutos rojos (yo uso arándanos y moras)
El zumo de 1 limón pequeño (y un poco de ralladura para decorar)
2 cucharaditas de semillas de amapola

1. Pon todos los ingredientes, excepto los frutos rojos, la ralladura de limón y las semillas de amapola, en un robot de cocina y tritura unos segundos hasta obtener una mezcla homogénea.
2. Repártela en dos recipientes herméticos y déjalos toda la noche en la nevera.
3. Por la mañana, remueve bien, diluye la consistencia con un chorrito de leche si fuera necesario y coloca por encima los frutos rojos, las semillas de amapola y la ralladura de limón.

Consejo: Para hacerlo vegano, sustituye el queso cottage por 20 g de proteína en polvo para aumentar el contenido proteico.

Bagel de tres maneras

1 RACIÓN

Halloumi y hierbas

29 g de proteína • 5,5 g de fibra • 500 kcal
Preparación: 5 min • Cocción: 10 min

1 bagel rico en proteína (yo uso bagels proteicos finos)
3 lonchas de halloumi de 1 cm de grosor (60 g aprox. en total)
½ aguacate pequeño
Un puñado de rúcula
1 tomate mediano en rodajas gruesas
1 cebolleta en rodajas finas
Un puñadito de hierbas frescas picadas gruesas (yo uso perejil, menta y albahaca)

1. Chafa el aguacate con la cebolleta, las hierbas y sal y pimienta en un bol pequeño.
2. Coloca las lonchas de halloumi en una sartén caliente en seco (no hace falta aceite). Dales unas vueltas hasta que se doren por ambos lados.
3. Tuesta las dos mitades del bagel y extiende la mezcla de aguacate en la mitad inferior. Dispón encima en capas el halloumi, las rodajas de tomate y la rúcula. Ciérralo con el otro medio pan.

Huevo y pavo

35,5 g de proteína • 5 g de fibra • 530 kcal
Preparación: 5 min • Cocción: 15 min

1 bagel rico en proteína (yo uso bagels proteicos finos)
2 huevos grandes, ligeramente batidos y salpimentados
¼ de aguacate
2 filetes finos de carne de pavo (o sustituirlos por lonchas de beicon)
Un puñado de rúcula
1 tomate mediano en rodajas gruesas
1 cebolleta en rodajas finas
Un puñadito de hierbas frescas picadas gruesas (yo uso perejil, menta y albahaca)

1. Chafa el aguacate con la cebolleta, las hierbas y sal y pimienta en un bol pequeño.
2. Asa los filetes de pavo por ambas caras hasta que estén bien dorados.
3. Mientras, pulveriza un poco de aceite en una sartén pequeña y ponla a calentar. Vierte la mezcla de huevo, moviendo la sartén en círculos para que cubra la base. Cuece la tortilla unos minutos hasta que empiece a dorarse por la base, dale la vuelta y dórala por el otro lado. Deslízala a un plato, dóblala por la mitad y luego otra vez por la mitad.
4. Tuesta las dos mitades del bagel y extiende la mezcla de aguacate en la mitad inferior. Dispón encima en capas la tortilla doblada, el pavo, las rodajas de tomate y la rúcula. Ciérralo con el otro medio pan, córtalo por la mitad y a comer.

Revuelto de tofu

Ⓥ

29 g de proteína • 8,5 g de fibra • 450 kcal
Preparación: 5 min • Cocción: 10 min

1 bagel rico en proteína (yo uso bagels proteicos finos)
100 g de tofu ahumado extrafirme, desmigado con las manos
1 cucharada de levadura nutricional
½ cucharadita de ajo granulado o en polvo
¼ de cucharadita de cúrcuma
½ aguacate
Un puñado de rúcula
1 tomate mediano en rodajas gruesas
1 cebolleta en rodajas finas
Un puñadito de hierbas frescas picadas (yo uso perejil, menta y albahaca)

1. Chafa el aguacate con la cebolleta, las hierbas y sal y pimienta en un bol pequeño.
2. Pulveriza un poco de aceite en una sartén pequeña, ponla a fuego medio y añade el tofu desmigado, abundante sal y pimienta, la levadura y las especias. Cuécelo, removiendo con frecuencia, unos 10 minutos.
3. Tuesta las dos mitades del bagel y extiende la mezcla de aguacate en la mitad inferior. Reparte por encima el tofu (o sírvelo a un lado para acompañar), las rodajas de tomate y la rúcula. Ciérralo con el otro medio pan, córtalo por la mitad y a comer.

Muesli bircher de mango chafado y cáñamo

2 RACIONES

30,5 g de proteína • 8 g de fibra • 450 kcal
Preparación: 10 min

60 g de copos de avena gruesos (o copos de quinoa para una opción sin gluten)
40 g de semillas de cáñamo peladas (o semillas de chía)
300 ml de leche de soja sin azúcares añadidos
250 g de yogur griego o de soja 0 %
20 g de semillas de calabaza
120 g de mango fresco maduro, cortado en dados
El zumo de 1 lima
Unas hojas de menta (opcional)

1. Mezcla la avena, las semillas de cáñamo (o de chía), la leche y el yogur en un bol mediano para preparar la mezcla del bircher.
2. Pon el mango y el zumo de lima en un bol pequeño y cháfalo con un tenedor.
3. Divide la mezcla del bircher en dos porciones. Dispón por encima el mango y las semillas de calabaza.

Consejo: ¿No tienes mango? Usa frambuesas, moras, piña o cualquier otra fruta fácil de chafar.

Tarrito de frutos rojos y chía

3 RACIONES

30,5 g de proteína • 11 g de fibra • 420 kcal
Preparación: 10 min

125 g de frutos rojos variados congelados, y un poco más para decorar
225 ml de leche de soja sin azúcares añadidos
2 dátiles medjool
60 g (4 cucharadas) de semillas de chía
600 g de yogur griego o de soja 0 %
3 cucharaditas generosas de crema de frutos secos o de semillas (yo uso crema de anacardos)

1. Tritura los frutos rojos congelados, los dátiles y la leche. Vierte esta mezcla en un bol mediano, añade las semillas de chía y remueve bien. Tapa el bol y deja en remojo las semillas de chía toda la noche refrigeradas (o al menos 20 min).
2. Pasado ese tiempo, saca el bol de la nevera, remueve bien y añade un chorrito más de leche para diluir la mezcla de chía si fuera necesario. Prepara tres tarritos de cristal, echa con una cuchara 200 g de yogur en cada uno, reparte encima la mezcla de chía y termina con 1 cucharadita de crema de frutos secos en cada uno. Decora con algunos frutos rojos por encima.

Tortilla de champiñones, feta y pimiento rojo

1 RACIÓN

33 g de proteína • 8 g de fibra • 499 kcal
Preparación: 10 min • **Cocción:** 15 min

150 g de champiñones cortados en láminas
50 g de feta desmigado
85 g de brócoli cortado en ramitos pequeños
½ pimiento rojo cortado en dados
2 cebolletas cortadas en rodajas finas
2 huevos grandes, ligeramente batidos y salpimentados
Hojas de ensalada variada (30 g), para servir
1 cucharada de semillas variadas

1. Calienta una sartén refractaria con unas pulverizaciones de aceite, añade los champiñones, cocínalos hasta que se doren y reserva.
2. En la misma sartén, agrega los pimientos, el brócoli y las cebolletas, y rehoga unos minutos hasta que estén tiernos.
3. Vuelve a echar los champiñones y dispón las diferentes verduras de manera uniforme por la sartén.
4. Vierte los huevos batidos y mueve la sartén en círculos para cubrir bien la base. Cocina la tortilla durante un minuto o así, levantando con cuidado los bordes para comprobar que no se esté quemando.
5. Cuando la base esté cocida, añade el feta y pon la sartén bajo el gratinador para que se derrita.
6. Espolvorea unas semillas variadas por encima de la tortilla y sírvela con una buena ensalada verde.

Consejo: Puedes sustituir estas verduras por cualquiera que tengas a mano en la nevera; los espárragos quedan muy bien. También podrías añadir 100 ml de claras de huevo a los huevos batidos para obtener 11 g más de proteína.

Porridge de cebada con crujiente de nueces pecanas y dátiles

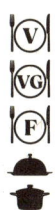

1 RACIÓN

30 g de proteína • 9 g de fibra • 490 kcal
Preparación: 5 min • Cocción: Más de 15 min

30 g de copos de cebada (también puedes usar copos de avena normales o una opción sin gluten como los copos de quinoa)
150-200 ml de la leche que prefieras (yo uso de soja sin azúcares añadidos)
150 g de yogur griego o de soja 0 %
1 cucharadita generosa (10 g) de crema de cacahuete o de semillas

Para la cobertura (saldrá para 6 raciones):
4 dátiles medjool
60 g de nueces pecanas
4 cucharadas de semillas de calabaza

Para servir:
½ cucharadita de canela
70 g de arándanos (u otro fruto rojo)

1. Pon en un cazo la leche y los copos de cebada y llévalo a ebullición. Cuécelo a fuego lento entre 15 y 20 minutos, removiendo con frecuencia. Pasados 15 minutos los copos aún estarán algo firmes; si se dejan 20-25 minutos quedarán mucho más tiernos. Déjalos al punto que prefieras.

2. Mientras, para preparar la cobertura, pon los dátiles, las semillas de calabaza y las nueces en un robot de cocina y tritura por tandas de varios segundos hasta que se forme una textura que se desmigaje, como de *crumble*.
3. Echa el porridge en un bol junto con el yogur (puedes mezclarlos o disponerlos en dos capas). Reparte por encima ⅛ de la cobertura (reserva el resto para otros días), añade la cucharada de crema de cacahuete o de semillas y, para rematar, esparce por encima los frutos rojos y un poco de canela.

Consejo: Guarda la cobertura que te sobre para otros desayunos. Se conservará en la nevera al menos siete días.

Tarrito de desayuno sabor Snickers

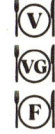

2 RACIONES

25 g de proteína • 13 g de fibra • 418 kcal
Preparación: 10 min

300 g de yogur griego o de soja 0%
250 ml de leche (yo uso de soja sin azúcares añadidos)
2 cucharadas de sirope de arce
1 plátano pequeño (80 g)
2 cucharadas de semillas de chía
2 cucharaditas colmadas (10 g) de cacao en polvo

Para la cobertura:
20 g de avellanas o cacahuetes sin sal troceados
2 dátiles medjool picados
Canela (opcional)
80 g de granos de granada

1. En un bol grande, chafa el plátano con un tenedor.
2. Añade al bol los demás ingredientes, salvo los que son para la cobertura, y mezcla bien. Reparte esta mezcla en dos recipientes herméticos y déjalos en la nevera toda la noche. Antes de tomarlo, esparce por encima los frutos secos, los dátiles picados, los granos de granada, unas semillas de chía más y un poco de canela.

Consejo: ¿No tienes cacao? No hay problema, no le pongas. No obtendrás el sabor intenso del chocolate, pero igualmente estará delicioso.

Tortitas con compota de frambuesas

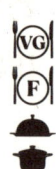

1 RACIÓN

32 g de proteína • 8 g de fibra • 390 kcal
Preparación: 10 min • Cocción: 15 min

200 g de yogur griego o de soja 0%
2 cucharadas de harina normal (la harina sin gluten también sirve)
1 cucharadita de levadura
1 huevo
1 cucharada de semillas de chía
80 g de frambuesas frescas o congeladas
3 cucharaditas de sirope de arce

1. Para preparar la compota, pon las frambuesas en un cazo a fuego lento con la chía y una cucharada o dos de agua durante unos 10 minutos, hasta que se deshagan y tengan textura de mermelada. Si queda muy espesa, añade un poco más de agua.
2. Para las tortitas, bate 100 g de yogur con 1 cucharadita de sirope de arce y el huevo. Incorpora la harina y la levadura, y remueve bien.
3. Pon una sartén a fuego medio con unas pulverizaciones de aceite de oliva. Añade una cucharada colmada de la mezcla de tortitas y cocínala durante 1-2 minutos por cada lado hasta que empiece a dorarse. Continúa preparando tortitas hasta terminar la masa.
4. Sirve las tortitas con el yogur restante, la compota de frambuesas a un lado y el resto del sirope de arce por encima.

Bocata de hamburguesa de salchichas

[VG]
[F]

2 RACIONES

28 g de proteína • 7 g de fibra • 442 kcal
Preparación: 10 min • Cocción: 10 min

5 salchichas de pollo o vegetales
2 panecillos (muffins ingleses)
2 huevos
½ aguacate pequeño
1 tomate grande en rodajas
2 lonchas de queso (de unos 20 g cada una)
Un manojo pequeño de cebollino, cortado en trocitos

1. Pon las salchichas en un bol pequeño, retira la piel y cháfalas un poco con un tenedor. Forma con la carne dos hamburguesas y ponlas en una bandeja para el horno ligeramente engrasada.
2. Pon el gratinador del horno a fuego medio-alto y asa las hamburguesas hasta que se doren bien por ambas caras. Mientras, fríe los huevos en una sartén mediana con un poco de aceite de oliva.
3. En un bol pequeño, chafa el aguacate con un poco de pimienta negra y el cebollino. Corta los panecillos por la mitad y tuéstalos ligeramente. Extiende el aguacate en la mitad inferior del pan, y dispón encima la hamburguesa de salchicha, el huevo frito, las rodajas de tomate y el queso. Ciérralo con el otro medio pan.

Consejo: Si no hay tiempo, asa las salchichas tal cual, sin formar hamburguesas con ellas. Unas salchichas o filetes de pavo son buenas alternativas.

Avena nocturna de lima con base de dátil y lino

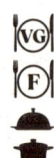

3 RACIONES

26 g de proteína • 12,5 g de fibra • 430 kcal
Preparación: 20 min

Para la avena nocturna:
60 g de copos de avena gruesos
300 g de yogur griego o de soja 0 %
200 ml de leche de soja sin azúcares añadidos
   (o la leche que prefieras)
1 manzana grande rallada
2 cucharadas de semillas de chía
1 cucharadita de pasta de vainilla
½ cucharadita de canela
¼ de cucharadita de nuez moscada molida

Para la base:
3 dátiles medjool
45 g de semillas de lino molidas

Fruta para la cobertura [por ración]:
150 g de arándanos, frambuesas o mango (o 50 g de cada)
Rodajas de lima para servir (opcional)

1. Pon los ingredientes de la base —los dátiles y las semillas de lino molidas— en un robot de cocina y tritura durante unos segundos. Repártelo entre tres tarros herméticos y presiona bien (yo he utilizado el extremo de un rodillo) para formar la base de la tarta de queso. Si esto te parece demasiado laborioso, simplemente espolvorea esta base sobre la mezcla

de tarta de queso (ver el siguiente paso) para obtener una versión desestructurada/invertida.
2. Tritura todos los ingredientes de la avena nocturna en una Nutribullet o con una batidora de mano. Vierte la mezcla entre los tres tarros, coloca encima la fruta escogida. Déjalo reposar en la nevera toda la noche o, como mínimo, 30 minutos.

Consejo: Se conservará en la nevera al menos tres días.

Bocadillo vegano de huevo y berros

1 RACIÓN

25 g de proteína • 6 g de fibra • 443 kcal
Preparación: 10 min

1 panecillo integral o con semillas (unos 80 g)
75 g de tofu firme (mejor que extrafirme)
1 cucharada de mayonesa vegana
1 cucharada de levadura nutricional
¼ de cucharadita de cúrcuma
½ cucharadita de ajo granulado o en polvo
½ cucharadita de mostaza de Dijon
Un manojo pequeño de cebollino, cortado en trocitos
20 g de brotes de berros, sin la raíz (o prueba brotes de brócoli o de alfalfa)
¼ de cucharadita de sal negra (ver p. 105)
Pimienta negra

1. Abre el panecillo por la mitad.
2. Desmiga el tofu con las manos en un bol. Incorpora los demás ingredientes (reservando la mitad de los berros), pruébalo y rectifica la sazón si fuera necesario. Extiende este relleno sobre el pan, coloca por encima el resto de los berros y sírvelo enseguida.

Consejo: Triplica los ingredientes y guarda la mezcla en la nevera hasta dos días para futuros desayunos o almuerzos.

Avena nocturna de tarta de manzana con crujiente de almendras

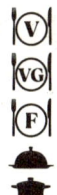

2 RACIONES

27 g de proteína • 10,5 g de fibra • 472 kcal
Preparación: 15 min

Para la avena nocturna:
60 g de copos de avena gruesos
300 g de yogur griego o de soja 0 %
200 ml de leche de soja sin azúcares añadidos
   (o la leche que prefieras)
1 manzana grande rallada
2 cucharadas de semillas de chía
1 cucharadita de pasta de vainilla
½ cucharadita de canela
¼ de cucharadita de nuez moscada molida

Para la cobertura crujiente:
2 cucharadas de almendra molida
2 cucharadas de copos de avena enteros
2 cucharaditas de sirope de arce
2 cucharaditas de aceite o mantequilla de coco

1. Mezcla los ingredientes de la avena nocturna en un bol mediano y reparte esta mezcla en dos recipientes herméticos.
2. Echa en un bol pequeño los ingredientes de la cobertura crujiente y, con los dedos, mezcla bien hasta que adquiera una textura que se desmigaje, como de *crumble*. Esparce

esta cobertura a partes iguales por encima de la avena nocturna. Déjalo reposar en la nevera toda la noche o, como mínimo, 30 minutos. Se conservará en el frigorífico al menos tres días.

Bol de desayuno Chunky Monkey

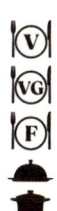

1 RACIÓN

26 g de proteína • 9,5 g de fibra • 463 kcal •
Preparación: 15 min

20 g de copos de cebada (o copos de avena enteros)
125 ml de leche de soja sin azúcares añadidos
125 g de yogur griego o de soja 0%
1 plátano pequeño
1,5 nueces troceadas
1 cucharada de semillas de lino molidas
10 g de pepitas de chocolate negro
1 cucharadita de semillas de chía
1 cucharadita de crema de cacahuete (o crema de semillas)
1 cucharadita de extracto de vainilla

1. Parte el plátano en dos. Chafa una mitad en un bol mediano y agrega la leche, la chía, los copos de cebada, el yogur y el extracto de vainilla. Remueve para incorporarlo todo bien. Tápalo y déjalo reposar en la nevera toda la noche (o, como mínimo, 20 minutos).
2. Corta en rodajas el otro medio plátano y ponlas en la base de un tarro de cristal. Incorpora a cucharadas la mezcla de la nevera y dispón por encima las semillas de lino molidas, la crema de cacahuete o de semillas, las nueces troceadas y las pepitas de chocolate.

   Consejo: Se conservará en la nevera al menos tres días.

Alubias facilísimas con queso y calabacín rallado

[V] [VG] [F]

1 RACIÓN

27 g de proteína • 15 g de fibra • 400 kcal
Preparación: 5 min • Cocción: 10 min

1 bote de alubias blancas, tipo cannellini
1 calabacín pequeño rallado
30 g del queso que se prefiera o 2 cucharadas de levadura nutricional
Un buen puñado de hojas de ensalada variada

1. Escurre las alubias (sin aclararlas) y échalas en una sartén caliente. Cuécelas hasta que empiecen a burbujear y añade entonces el calabacín rallado y el queso (o la levadura nutricional).
2. Remueve hasta que el queso (o la levadura nutricional) se derrita, y sazona al gusto con pimienta negra y sal si fuera necesario. Sírvelo acompañado de una buena ensalada.

Copos de centeno tostados con melocotones asados

1 RACIÓN

29 g de proteína • 9,2 g de fibra • 460 kcal
Preparación: 2 min • Cocción: 20 min

30 g de copos de centeno (también puedes usar copos de avena normales o copos de trigo sarraceno si prefieres sin gluten)
125-150 ml de la leche que prefieras (yo uso de soja sin azúcares añadidos)
1 melocotón (o nectarina), partido por la mitad y deshuesado
1 cucharada de sirope de arce
150 g de yogur griego o de soja 0 %
1 cucharada de semillas de calabaza
1 cucharadita generosa (10 g) de crema de cacahuete o de semillas
Canela, para servir

1. Pon los copos de centeno en un cazo y tuéstalos a fuego medio unos minutos, con cuidado de que no se quemen. Agrega la leche y llévalo a ebullición. Cuécelo entre 15 y 20 minutos, removiendo con frecuencia.
2. Mientras, vierte el sirope de arce en un platito y recubre las mitades de melocotón con él. Pon a calentar una sartén pequeña y añade los melocotones, con el corte hacia abajo. Caliéntalo hasta que el sirope empiece a burbujear y los melocotones se doren. Dales la vuelta y dóralos también por el otro lado.

3. Sirve los melocotones encima del porridge que acabas de cocer y el yogur (puedes mezclarlos o servirlos uno junto al otro), esparce por encima las semillas de calabaza, rocía la crema de cacahuete o de semillas y espolvorea un poco de canela.

Yogur batido con peras especiadas templadas

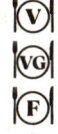

2 RACIONES

27,5 g de proteína • 6,5 g de fibra • 468 kcal
Preparación: 10 min • Cocción: 10 min

400 g de yogur griego o de soja 0%
2 peras medianas, sin el corazón y troceadas
2 cucharaditas de canela
1 cucharadita de cardamomo (opcional)
2 cucharadas de sirope de arce
2 cucharaditas de pasta de vainilla (o extracto de vainilla)

Para la cobertura crujiente:
2 dátiles medjool
30 g de nueces pecanas
2 cucharadas de semillas de calabaza

1. Para preparar la cobertura, pon los tres ingredientes en un robot de cocina y ve triturando por tandas de varios segundos hasta que se forme una textura que se desmigaje, como de *crumble*.
2. Incorpora la pasta de vainilla y 1 cucharada del sirope de arce en el yogur, removiendo muy muy bien con un tenedor o unas varillas pequeñas.
3. Pon los trocitos de pera en un cazo a fuego lento y añade las especias, 1 cucharada de sirope de arce y 4 cucharadas de agua. Caliéntalo hasta que el líquido burbujee y las peras se ablanden (unos 5-10 minutos), sin dejar de remover. Si empezara a pegarse, añade más agua.

4. Divide el yogur en dos raciones. Agrega por encima las peras especiadas y 1 cucharada de la cobertura crujiente de dátiles y pecanas.

Consejo: Te sobrará cobertura, que podrás usar para otros desayunos. Se conservará en un tarro en la nevera al menos cinco días.

Potente bol de desayuno tex-mex

2 RACIONES

27 g de proteína • 10 g de fibra • 424 kcal
Preparación: 15 min • Cocción: 25 min

1 boniato grande (200 g), bien lavado (con piel), cortado en dados
1 cebolla roja mediana cortada en dados
1 pimiento rojo mediano cortado en dados
1 pimiento amarillo mediano cortado en dados
½ cucharadita de guindilla en polvo
½ cucharadita de pimentón ahumado
½ cucharadita de comino molido
½ cucharadita de ajo granulado o en polvo
3 huevos medianos
200 ml de claras de huevo
15 tomates cherry cortados por la mitad
1 aguacate pequeño cortado en rodajas finas
Hierbas frescas (el cilantro queda bien) picadas, para acompañar

1. Precalienta el horno a 200 °C (180 °C con ventilador).
2. En un bol pequeño, mezcla las especias: la guindilla en polvo, el pimentón, el comino, el ajo en polvo y una buena pizca de sal. Resérvalo.
3. Extiende los dados de boniato en una bandeja de horno, pulveriza bien con aceite de oliva y sazona con sal y pimienta. Remueve para que el boniato quede bien impregnado de aceite.
4. En otro bol, mezcla la cebolla y los pimientos, pulveriza acei-

te de oliva y añade la mezcla de especias. Remueve bien para que las verduras queden impregnadas con las especias y añádelas a la bandeja junto con el boniato.
5. Pon la bandeja en el horno y ásalo durante 25 minutos, hasta que los boniatos empiecen a dorarse por los bordes y estén bien cocidos.
6. Mientras, bate los huevos junto con las claras. Justo antes de sacar la bandeja del horno, haz un revuelto en una sartén con la consistencia que desees.
7. Repártelo todo entre dos boles. Espolvorea unas hierbas frescas picadas por encima.

Consejo: Para una versión vegana, sustituye los huevos y las claras por 225 g de revuelto de tofu (a mí me gusta prepararlo con tofu firme y ahumado).

Tarro de desayuno con trigo sarraceno triturado

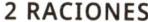

2 RACIONES

26 g de proteína • 10 g de fibra • 436 kcal
Preparación: trigo sarraceno en remojo toda la noche + 15 min

El trigo sarraceno es una buena alternativa a la avena o la chía y, pese a su nombre, no contiene trigo ni gluten. Se puede encontrar en tiendas de productos naturales o por internet. Hay que aclararlo muy muy bien después del remojo para eliminar el amargor.

120 g (peso en seco) de trigo sarraceno, que habrá estado en remojo toda la noche
2 dátiles medjool
120 ml de leche de soja
½ cucharadita de canela
2 cucharadas de semillas de lino molidas
160 g de frutos rojos (yo uso frambuesas y moras)
300 g de yogur griego o de soja 0 %
10 nueces pecanas, desmenuzadas con los dedos
3 nueces, desmenuzadas con los dedos

1. Reparte los frutos rojos entre dos tarros de cristal herméticos.
2. Bate los demás ingredientes en un robot de cocina hasta obtener una mezcla homogénea. Viértelo por encima de los frutos rojos y termina de llenar cada tarro con 150 g de yogur y las pecanas y nueces desmenuzadas.

Consejo: Se conservará en la nevera al menos tres días (añadir después los frutos secos y el yogur).

Burrito de huevo y feta/tofu

(V) (VG) (F)

1 RACIÓN

27 g de proteína • 6 g de fibra • 469 kcal
Preparación: 5 min • Cocción: 20 min

1 tortilla integral
2 huevos grandes, ligeramente batidos, o medio bloque de tofu, desmenuzado en trocitos
3 cebolletas cortadas en rodajas finas
1 cucharadita de ajo granulado o en polvo
½ cucharadita de cúrcuma
Un puñado muy grande de espinacas
30 g de queso feta o 2 cucharadas de levadura nutricional
1 cucharadita de pesto verde
Un puñado grande de hojas de ensalada variada, para servir

1. Calienta un par de pulverizaciones de aceite de oliva en una sartén. Echa las espinacas y las cebolletas, y cocínalas hasta que las espinacas se reduzcan y las cebolletas estén tiernas; no debería llevar más de 3-5 minutos.
2. Aparta esta mezcla a un lado de la sartén. Vierte los huevos, el feta, la cúrcuma y el ajo en polvo, y sazona con sal y pimienta. Remueve hasta que los huevos revueltos queden al gusto.
3. Si usas tofu en lugar de huevos, sigue el paso anterior, pero sustituyendo el queso feta por levadura nutricional. Cocínalo todo 10 minutos hasta que el tofu esté bien cocido. Sazona al gusto.
4. Extiende la tortilla, reparte el pesto justo por el centro y dispón la mezcla de huevo (o de tofu) por encima. Pasa un

papel de cocina por la sartén para limpiarla un poco y ponla a fuego bajo.
5. Dobla con cuidado la tortilla hasta formar un burrito y colócalo en la sartén caliente. Cocínalo por ambos lados hasta que esté bien dorado y crujiente, córtalo por la mitad en ángulo y acompáñalo con una buena ensalada variada.

Tostadas de masa madre con edamame y guisantes triturados

2 RACIONES

29 g de proteína • 14 g de fibra • 515 kcal
Preparación: 10 min • Cocción: 2 min

2 rebanadas (de unos 50 g cada una) de pan integral de masa madre
125 g de guisantes congelados, ya descongelados
125 g de edamame (descongelado si se compra congelado)
½ aguacate pequeño
2 cucharadas de tahini
2 cucharadas de levadura nutricional
1 puñadito de hojas de menta, lavadas y cortadas en tiras finas
El zumo de medio limón
2 cucharadas de semillas de cáñamo
Copos de guindilla, para servir (opcional)

1. Pon los guisantes, el edamame, el aguacate, el tahini, las hojas de menta, la levadura nutricional y el zumo de limón en un robot de cocina y tritúralo hasta obtener una mezcla homogénea; a mí me gusta dejarlo con cierta textura gruesa. Puede que tengas que rascar las paredes del vaso un par de veces al triturar. Sazona con sal, pimienta y los copos de guindilla, si los usas.
2. Tuesta las rebanadas de masa madre, extiende en ellas una capa generosa de la mezcla triturada y esparce por encima las semillas de cáñamo.

Granolas y aderezos para el desayuno

⒡

La forma ideal de añadir un punto crujiente a tu desayuno, además de fibra y más verde. Puedes sustituir los frutos secos y semillas que se mencionan en las recetas por tus favoritos. Si lo guardas en un recipiente hermético, se conservará al menos una semana.

Granola casera

Ración de 40 g de granola = 6,6 g de proteína • 3,5 g de fibra • 238 kcal
Preparación: 10 min • Cocción: 20 min

200 g de copos de avena o de quinoa (para una opción sin gluten)
40 g de semillas variadas (por ejemplo, semillas de lino, sésamo, amapola, girasol y calabaza)
80 g de frutos secos variados picados (por ejemplo, avellanas, nueces pecanas, almendras)
½ cucharadita de cada de especias como nuez moscada, canela y cardamomo
2 cucharadas de aceite de coco
1-2 cucharadas de sirope de arce

1. Precalienta el horno a 180 °C (160 °C con ventilador).
2. Mezcla todos los ingredientes secos en un bol grande. Pon el aceite de coco y el sirope de arce en un cazo a fuego lento hasta que se derritan (tardará 10-20 segundos). Vierte este líquido en el bol grande y remueve bien para mezclarlo todo.

3. Extiende esta mezcla en una bandeja de horno forrada con papel vegetal y hornea durante unos 20 minutos, removiendo una vez para evitar que se pegue. Deja enfriar y guárdalo en un recipiente hermético.

Granola de avellana y chocolate

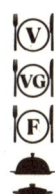

PARA 350 G EN TOTAL

Ración de 40 g de granola = 7 g de proteína • 4,5 g de fibra • 205 kcal
Preparación: 10 min • Cocción: 20 min

150 g de copos de avena gruesos
50 g de semillas variadas
2 cucharadas de cacao en polvo
4 cucharadas de crema de cacahuete o de semillas
4 cucharadas de sirope de arce
50 g de avellanas picadas gruesas
2 cucharadas de cáscara de psyllium (opcional)
2 cucharadas de semillas de lino molidas
2 cucharadas de aceite de coco (derretido)

1. Precalienta el horno a 180 °C (160 °C con ventilador).
2. Mezcla todos los ingredientes secos en un bol grande. Pon el aceite de coco y el sirope de arce en un cazo a fuego lento hasta que se derritan (tardará 10-20 segundos). Vierte este líquido en el bol grande y remueve bien para mezclarlo todo.
3. Extiende esta mezcla en una bandeja de horno forrada con papel vegetal. Aplástala un poco para aplanarla. Hornéala 20 minutos. Deja que se enfríe y rómpela con las manos. Guárdala en un tarro hermético, donde se conservará al menos una semana.

Mezcla para espolvorear de más de 30 plantas

No hace falta que te gastes ese dinero que tanto te ha costado ganar en mezclas caras, cuando puedes prepararlas en casa fácilmente y mucho más barato. Solo tienes que mezclar o triturar tus semillas, frutos secos, hierbas, especias y alimentos deshidratados favoritos para crear un aderezo que podrás espolvorear sobre tus platos. Si tienes tiempo, te aconsejo preparar dos opciones: una para platos salados, como huevos revueltos o sopas, y otra para platos como yogur o porridge. Guárdalo en un recipiente hermético y úsalo a diario para añadir al instante más de 30 plantas y, literalmente, miles de polifenoles (ver p. 48) a las comidas.

Puedes inspirarte en la siguiente lista (todos los ingredientes pueden encontrarse en buenas tiendas de productos naturales o por internet): semillas de lino, semillas de chía, semillas de girasol, semillas de calabaza, semillas de cáñamo, copos de trigo sarraceno, copos de centeno, copos de cebada, copos de lentejas rojas, pepitas de uva en polvo, almendras, anacardos, avellanas, nueces, inulina de achicoria, cáscara de psyllium, quinoa hinchada, tomillo, cebolla en polvo, perejil, cúrcuma, comino, romero, ajo en polvo, mezcla de setas secas (por ejemplo, melena de león, reishi, chaga, shiitake, cordyceps, maitake, tremella, cola de pavo… Puedes comprar estas mezclas por internet; solo tienes que buscar «mezcla de setas secas en polvo»), remolacha roja en polvo, zanahorias en polvo, levadura nutricional en copos, baobab, espino amarillo en polvo, nibs de cacao, moras, higos secos, bayas de goji.

Mermelada de frutos rojos con chía

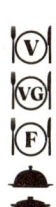

APROX. 6 RACIONES

1,5 g de proteína • 4 g de fibra • 65 kcal por ración
Cocción: 10 min

He aquí una alternativa a la mermelada con un sabor delicioso, alta en fibra y baja en azúcar. Queda muy bien con porridge, añadida al yogur para un tentempié rápido o mezclada en avena nocturna.

400 g de frutos rojos variados congelados
2 cucharadas de semillas de chía
2 cucharadas de zumo de limón
2 cucharaditas de pasta de vainilla

1. Pon la fruta en un cazo y caliéntala a fuego medio-alto, removiendo de vez en cuando, hasta que la fruta empiece a descongelarse y deshacerse.
2. Incorpora las semillas de chía, la pasta de vainilla y el zumo de limón hasta que esté bien mezclado.
3. Apártalo del fuego y déjalo templar 5 minutos; la mezcla espesará a medida que se enfría. Remuévelo una última vez y sírvelo inmediatamente, o bien pásalo a un recipiente hermético y guárdalo en la nevera hasta una semana o en el congelador hasta tres meses.

CAPÍTULO 8

30 g en la comida

Es muy importante comer bien a mediodía para evitar el tan temido bajón de media tarde, pero sé que muchos de mis lectores andan escasos de tiempo. Por eso, he diseñado estas recetas de mediodía para que puedan prepararse y sacarse a la mesa en 20 minutos o menos. La combinación de alto contenido en fibras y en proteínas te mantendrá saciado hasta la siguiente comida, y la diversidad de vegetales aporta nutrientes y variedad. Los diferentes boles y ensaladas en tarro son una forma estupenda de preparar comidas con antelación si necesitas algo saludable y rico para llevar al trabajo.

Las recetas de un vistazo

Ensalada potente en tarro para llevar
(3 raciones) p. 151

Ramen de fideos con miso
(3 raciones) p. 154

Frittata con lo que queda en la nevera
(2 raciones) p. 157

Frittata vegana con lo que queda en la nevera
(3 raciones) p. 163

Bol de arroz con pollo/tofu teriyaki
(1 ración) p. 165

Crema de coliflor con picatostes de halloumi
(4 raciones) p. 167

Tortilla integral con verduras y huevo
(1 ración) p. 169

Ensalada mil colores
(3 raciones) p. 170

Ensalada diosa verde en tarro
(2 raciones) p. 172

Pita con halloumi dulce o tofu frito
(2 raciones) p. 174

Ensalada de brócoli, lombarda y edamame con aliño de sésamo y cacahuete
(4 raciones) p. 177

Bagel a tu manera: bagel templado de caballa y queso crema/bagel de aguacate y revuelto de tofu/bagel de ensalada de huevo con sriracha
(1 ración) p. 179

Superbol
(1 ración) p. 182

Estofado de alubias ahumadas y pollo a la brasa
(2 raciones) p. 184

Ensalada de estilo griego
(2 raciones) p. 185

Ensalada de guisantes y judías verdes en doce minutos
(2 raciones) p. 186

Boniato relleno de ternera picante
(2 raciones) p. 187

Tacos de langostinos
(4 raciones) p. 189

Bol de salmón especiado para varios días
(4 raciones) p. 191

Buddha bowl con picadillo de pollo, brócoli y quinoa
(2 raciones) p. 193

Pan de pita relleno con ensalada de atún
(1 ración) p. 195

Pasta con brócoli en un santiamén
(2 raciones) p. 196

Ensalada potente en tarro para llevar

3 RACIONES

37 g de proteína • 10 g de fibra • 575 kcal (con aliño)
Preparación: 20 min

La comida lista para los próximos tres días. ¿Qué más se puede pedir? Estas ensaladas que puedes preparar con antelación marcarán un antes y un después, te lo aseguro. Frescas, crujientes, te esperarán en la nevera como el primer día. A mí me gusta hacerlas en tarros de cristal para poder ver los ingredientes, pero puedes usar lo que tengas a mano. La clave para que los ingredientes no se reblandezcan es el orden en que colocas las capas. Básicamente, tienes que mantener los ingredientes húmedos separados de los verdes. Por tanto, el aliño, los tomates cortados, el pepino, etc., irán en la parte inferior, y los verdes arriba del todo del tarro, con una capa intermedia que separe esas dos. Mientras el tarro se mantenga en posición vertical, todo quedará crujiente y en su sitio.

Para el aliño:
3 cucharadas de aceite de oliva virgen extra
4 cucharadas de vinagre de vino tinto
    o blanco
½ cucharadita de orégano seco
1 cucharadita de mostaza de Dijon
2 dientes de ajo picados

Para la ensalada:
3 filetes de pechuga de pollo (de 60 g cada uno),
    desmenuzados o picados

3 raciones (de 100 g cada una) de tofu ahumado en dados (en esta receta uso el de la marca Taifun)
3 raciones (de 50 g cada una) de quinoa precocida
3 raciones (de 50 g cada una) de feta en dados (o una alternativa vegana)
3 raciones (de 70 g cada una) de garbanzos aclarados
9 tomates cherry cortados por la mitad
6 rábanos cortados en rodajas
15 cm de pepino cortado en dados
½ pimiento rojo cortado en dados
1 zanahoria pequeña rallada
½ cebolla roja cortada en dados
3 puñados grandes de hojas verdes (por ejemplo, rúcula, berros, hojas de ensalada, etc.)
3 cucharaditas de semillas variadas

Aliño:
1. Pon todos los ingredientes del aliño en un tarrito con tapa hermética y agítalo bien. Pruébalo y rectifica de sazón o de hierbas. Resérvalo.

Ensalada:
2. Prepara tres tarros/recipientes y reparte el aliño entre los tres.
3. Distribuye por encima el tomate, la cebolla, la zanahoria, el pimiento, el rábano y el pepino.
4. Reparte una capa de garbanzos y quinoa, y añade el pollo/tofu y el feta (o una alternativa vegana).
5. Termina con las hojas verdes que uses y espolvorea por encima las semillas.
6. Cierra los tarros o recipientes y guárdalos en la nevera hasta que los vayas a tomar. A la hora de comer, solo tienes que

vaciar el contenido en un bol. El aliño estará justo al fondo, así que agítalo bien y dale tiempo para que salga todo.

Consejo: Puedes añadir aceitunas, maíz dulce, edamame… ¡Échale imaginación!

Ramen de fideos con miso

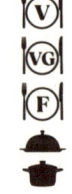

3 RACIONES

**Con pollo: 37 g de proteína • 9,5 g de fibra • 584 kcal
Con preparado de carne picada vegetal: 30 g de proteína • 13 g de fibra • 543 kcal
Preparación: 15 min • Cocción: 20 min**

Me gusta pensar en esta receta como unos fideos instantáneos, pero en versión casera y mínimamente procesados. El miso aporta un delicioso aderezo fermentado que envuelve a los fideos en un sabor salado y umami que combina a la perfección con las verduras crujientes. Si la receta implica calor prefiero utilizar tarros de cristal (y en este caso se añade agua caliente antes de tomarlo), para evitar cualquier posibilidad de que algún resto de plástico acabe en la comida. Si no tienes tarros, cualquier recipiente vale, pero si vas a transportarlo asegúrate de que sea a prueba de fugas.

Para el aliño de miso:
3 cucharadas de salsa de soja ligera
3 cucharadas de pasta de miso rojo o marrón
3 cucharadas de crema de cacahuete o de semillas
3 cucharaditas de aceite de sésamo tostado

Para los fideos:
3 cucharaditas de salsa de soja
2 nidos de fideos de huevo secos, fideos soba o fideos de arroz (sin gluten)
225 g de carne de pollo picada o 150 g preparado de carne picada vegetal (vegana)
2 dientes de ajo picados

15 g de jengibre fresco rallado
75 g de tirabeques, cortados por la mitad a lo largo
6 minimazorcas de maíz o 90 g de granos de maíz dulce
150 g de edamame
1 zanahoria grande rallada
150 g de col lombarda en juliana
Un puñadito de cilantro fresco
3 cucharaditas de semillas de sésamo (opcional)
2 cebolletas cortadas en rodajas finas (opcional)
Copos de guindilla (opcional)

1. Cuece los fideos según las instrucciones del paquete, escúrrelos y acláralos bajo un chorro de agua fría. Resérvalos.
2. Calienta un poco de aceite en una sartén a fuego medio, añade el pollo (o la carne picada vegetal) junto con el jengibre y el ajo y sazona bien. Sofríelo entre 5 y 10 minutos hasta que esté bien dorado. Añade la salsa de soja y cocínalo unos minutos más, hasta que todo el líquido se haya absorbido.
3. Añade los ingredientes del aliño en la base de cada uno de los tres tarros, remueve para mezclarlo bien, reparte encima los fideos y dispón a capas las verduras. Termina con la proteína (pollo o carne vegetal) y el cilantro. Esparce por encima unos copos de guindilla (opcional) y las rodajitas de cebolleta (opcional). Ciérralos con las tapas y guárdalos en la nevera hasta cuatro días.
4. Cuando lo vayas a comer, saca el tarro de la nevera unos 10 minutos antes para que alcance temperatura ambiente. Luego, ve añadiendo agua hirviendo por tandas de 30 ml (2 cucharadas), removiendo bien o sacudiendo el tarro cada vez (asegúrate de que esté bien cerrado). Sigue añadiendo agua hasta obtener el punto deseado de salsa, pero no te

pases o se aguará el sabor. (Como referencia, cuando me lo preparo en casa utilizo unos 90 ml).
5. Viértelo todo en un bol, remueve para asegurarte de que está bien mezclado y ajusta el punto de sazón si crees que hace falta. Esparce por encima 1 cucharadita de semillas de sésamo, si las usas, ¡y a comer!

Consejo: ¿No tienes tiempo de cocinar? Utiliza pollo ya cocido o un buen tofu cortado en daditos (como el de la marca Taifun, que está muy rico crudo). Unos langostinos cocidos también funcionan bien como fuente de proteína. Sustituye las verduras y hortalizas de los ingredientes por las que tengas que gastar: pimientos cortados en tiras, guisantes o guisantes sugar snap quedan bien.

Frittata con lo que queda en la nevera

2 RACIONES

38 g de proteína • 8 g de fibra • 470 kcal
Preparación: 10 min • Cocción: 15 min

4 huevos medianos ligeramente batidos
200 ml de claras de huevo
1 pimiento rojo cortado en dados
90 g de tomates cherry cortados por la mitad
50 g de queso cheddar rallado (feta también queda bien)
10 espárragos, bien lavados, sin los extremos leñosos, cortados en trozos de 5 cm
35 g aceitunas kalamata partidas por la mitad
Pan de masa madre
Hojas de ensalada variada

1. Calienta unas pulverizaciones de aceite en una sartén mediana refractaria y saltea el pimiento y los espárragos hasta que empiecen a estar tiernos (unos 5-8 minutos). Bate ligeramente los huevos y las claras en un bol pequeño y vierte la mezcla en la sartén, cubriendo el pimiento y los espárragos.
2. Baja un poco el fuego y deja que la base de la frittata se cueza unos minutos. Levanta con cuidado uno de los lados para comprobar que la base está dorada; entonces pon encima los tomates cherry y las aceitunas, esparce el queso y, para terminar, dora la parte superior bajo el gratinador, con cuidado de que no se queme.
3. Córtala en cuatro cuñas. He calculado dos cuñas por ración, pero tal vez te parezca demasiado; ¡depende del hambre que

tengas! Sirve la frittata con una rebanada de pan de masa madre (o una alternativa sin gluten) y una buena ensalada verde.

Consejo: Esta receta es perfecta para gastar las verduras o hierbas que lleven días dando vueltas por la nevera. Pica las verduras y cocínalas en la sartén al principio o esparce las hierbas (frescas o secas) por encima antes de poner la frittata en el gratinador.

Si no quieres usar queso, puedes batir unas cucharadas de levadura nutricional (ver p. 103 para más información sobre este maravilloso ingrediente vegetal rico en proteínas) con los huevos y las claras para una alternativa con sabor a queso que también eleva el contenido de proteína y fibra.

Se conserva en la nevera al menos tres días.

Unas notas sobre el tofu y el tempeh

El tofu se elabora coagulando la leche de soja y prensando la cuajada hasta formar bloques sólidos, por lo que es rico en proteínas (17 g por cada 100 g) y una buena fuente de fibra, isoflavonas (ver p. 36) y calcio. Se puede triturar, freír, hervir o comer crudo. El tipo de tofu que utilices dependerá de la receta. Por ejemplo, el tofu firme es ideal para salteados y el tofu sedoso es mejor para batidos.

El tofu se comercializa de diversas formas y se suele clasificar por su textura. Cuanta más agua se le extrae, más firme se vuelve. Y cuanto más firme es, mayor es su contenido en proteínas.

- **Sedoso:** muy blando, se suele utilizar en aderezos o batidos, tiene el mayor contenido en agua y el menor en proteínas.

- **Firme:** se utiliza habitualmente en la cocina china; su consistencia es similar al queso feta.

- **Extrafirme:** se le ha extraído gran parte del agua, por lo que es fácil cortarlo en dados y después de cocinarlo se mantiene firme. De todos los tipos de tofu, es el que más proteína contiene.

El tempeh es un producto fermentado de soja con sabor a frutos secos originario de Indonesia. Es muy apreciado entre la comunidad vegetariana, ya que es rico en proteínas (21 g por cada 100 g), probióticos (bacterias vivas) y una buena fuente de fibra, vitaminas del grupo B, isoflavonas como la daidzeína y la genisteína, y calcio. El tempeh se puede desmenuzar, rallar o cortar en rodajas o en dados, y es un excelente sustituto de la carne en platos como los chilis y la boloñesa.

El tofu y el tempeh se pueden comprar ahumados, marinados y condimentados. Una buena opción para principiantes es comprar tofu o tempeh ya marinado en trozos, que puedes saltear con un poco de aceite para que queden crujientes y añadirlos luego a salteados o a modo de picatostes en sopas.

Creo que la razón por la que se critica al tofu de ser soso es porque la gente no lo prepara, no lo marina ni lo cocina adecuadamente. Las siguientes recetas son mi manera sencilla de hacer que el tofu quede siempre delicioso.

Tofu crujiente fácil

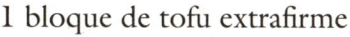

Preparación: 30 min • Cocción: 25 min

1 bloque de tofu extrafirme
½ cucharada de aceite de oliva
1 cucharada de salsa de soja (o tamari para una opción sin gluten)
1 cucharada de maicena o 2 cucharadas de levadura nutricional

1. Precalienta el horno a 200 °C (180 °C con ventilador).
2. Para mejorar la textura, extrae el agua del bloque de tofu. Para ello, envuélvelo en un paño de cocina limpio y pon encima algo que pese, como una tabla de cortar, y déjalo de 20 a 30 minutos. Si tienes poco tiempo, otra opción es apretar con cuidado el bloque de tofu envuelto en el paño de cocina o en papeles de cocina encima del fregadero.
3. Echa el aceite de oliva y la salsa de soja en un bol mediano.
4. Corta el tofu en dados de 2,5 cm, ponlos en el bol y mézclalos con la marinada hasta que se impregnen bien. Espolvorea la maicena (o la levadura nutricional) y mezcla de nuevo; así el tofu quedará extracrujiente.
5. Dispón los dados de tofu en una bandeja forrada con papel de horno o un tapete de silicona, y hornéalo 20-25 minutos hasta que esté dorado y con los bordes crujientes.

Consejo: Si antes de seguir estos pasos congelas el tofu y luego lo dejas descongelar, la textura será más esponjosa y con cuerpo. Prueba a añadir más cantidad de condimentos u otros diferentes: el pimentón ahumado, el ajo en polvo, la pimienta negra machacada y las semillas de sésamo le quedan bien.

«Carne picada» fácil de tempeh

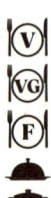

Preparación: 5 min • **Cocción:** 15 min

1 bloque (de 225 g) de tempeh
1 cucharada de aceite de oliva
1 cucharadita de comino
1 cucharadita de guindilla en polvo
1 cucharadita de pimentón
1 diente de ajo picado
2 cucharadas de concentrado de tomate
1 cucharada de agua

1. Ralla el tempeh con los agujeros más grandes de un rallador. Calienta el aceite en una sartén a fuego medio y cocina el tempeh durante 10 minutos hasta que esté dorado y empiece a ponerse crujiente. Agrega los demás ingredientes, removiendo para que se integren bien, y sigue cociéndolo 5 minutos. Ya tienes una deliciosa «carne picada» vegetal que podrás usar en tacos, en una boloñesa o sencillamente añadiéndola a sopas y ensaladas.

Frittata vegana con lo que queda en la nevera

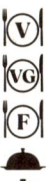

3 RACIONES DE 2 CUÑAS POR RACIÓN

25 g de proteína • 24 g de fibra • 350 kcal
Preparación: 5 min • **Cocción:** 1 h

1 pimiento rojo cortado en dados
90 g de tomates cherry cortados por la mitad
10 espárragos, bien lavados, sin los extremos leñosos, cortados en trozos de 5 cm
1 bolsa pequeña de ensalada variada, para servir

Mezcla para la frittata:
450 g de tofu sedoso escurrido
60 ml de leche vegetal
2 cucharaditas colmadas de maicena
3 cucharadas de levadura nutricional
1 cucharadita de mostaza
1½ cucharadita de hierbas aromáticas secas
½ cucharadita de ajo granulado o en polvo
¼ de cucharadita de cúrcuma

1. Precalienta el horno a 200 °C (180 °C con ventilador).
2. En un robot de cocina o batidora, tritura todos los ingredientes de la mezcla de frittata hasta que quede homogéneo. Pruébalo y rectifica de sal si fuera necesario.
3. Calienta unas pulverizaciones de aceite en una sartén mediana y saltea el pimiento y los espárragos hasta que empiecen a estar tiernos (unos 5-8 min).
4. Añade la mezcla de tofu a la sartén de las verduras y remueve. Incorpora los tomates y luego viértelo todo en un molde

redondo para tartas o quiches o un molde desmontable de 23 cm ligeramente engrasado.
5. Nivela la superficie con una espátula o una cuchara y asegúrate de que la mezcla llega a todos los bordes.
6. Pon el molde en el horno y hornea durante 35-45 minutos. La frittata debería quedar firme al tacto. Si la parte superior empieza a dorarse demasiado, cúbrela con papel de aluminio. Sácala del horno y deja que se enfríe al menos 10 minutos (esto ayuda a que se «asiente»). Si no se ve del todo cocida cuando la cortes, pon las porciones en el horno de nuevo o en el microondas para que terminen de hacerse.
7. Si usas una fuente para quiches, suelta con un cuchillo los bordes de la frittata, coloca un plato encima y dale la vuelta con cuidado sobre el plato. Córtala en seis cuñas y sírvela (dos por persona) con un buen puñado de hojas de ensalada.

Consejo: Se conservará en la nevera al menos tres días.

Bol de arroz con pollo/tofu teriyaki

1 RACIÓN

Con pollo: 39 g de proteína • 10 g de fibra • 590 kcal
Con tofu: 32,5 g de proteína • 11 g de fibra • 629 kcal
Preparación: 10 min • Cocción: 15 min

2 cucharaditas de aceite de sésamo
75 g de arroz integral cocido, recalentado
60 g de edamame cocido
1 zanahoria pequeña, pelada y cortada en cintas con un pelador
2-3 rábanos cortados en rodajas finas
¼ de pepino cortado en rodajas
1 cucharadita de semillas de sésamo, para servir
1 pechuga de pollo (unos 100 g), cortada en trocitos, o ½ bloque de tofu firme (unos 100 g), cortado en dados

Ingredientes de la salsa teriyaki:
2 cucharadas de salsa de soja ligera
1 cucharada de vinagre de arroz
1 cucharada de mirin (o simplemente usa agua)
½ cucharada de miel
1 diente de ajo pequeño, bien picado
Una pizca de copos de guindilla seca
½ cucharadita de jengibre fresco rallado

1. Pon una sartén grande a fuego fuerte.
2. Seca los trozos de pechuga de pollo dándoles toques con papel de cocina.
3. Pon el aceite de sésamo en la sartén, seguido del pollo (o el

tofu). Dora el pollo (o sofríe el tofu hasta que esté crujiente) por todas las caras, sácalo de la sartén y resérvalo.
4. Combina los ingredientes de la salsa teriyaki y viértelos en la sartén.
5. Lleva la salsa a ebullición y cuécela durante 1-2 minutos hasta que empiece a espesarse; añade entonces a la sartén el pollo (o el tofu).
6. Cuécelo todo 4-5 minutos, hasta que la salsa tenga una textura pegajosa y el pollo esté bien cocido e impregnado de la salsa. El tofu seguramente llevará menos tiempo; solo tiene que calentarse e impregnarse de la salsa. En un bol, coloca el arroz, el edamame, la zanahoria, los rábanos y el pepino. Reparte por encima el pollo (o el tofu).
7. Esparce por encima las semillas de sésamo y sírvelo.

Consejo: Utiliza salsa teriyaki comprada si te resulta más práctico; también puedes usar pollo ya cocido o comprar tofu que algunas marcas venden ya marinado en salsa teriyaki.

Crema de coliflor con picatostes de halloumi

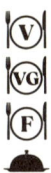

4 RACIONES

27 g de proteína • 12 g de fibra • 548 kcal
Preparación: 5 min • Cocción: 25 min

1 cucharada de aceite de oliva
2 puerros cortados en rodajas
2-4 dientes de ajo picados
1 cucharadita de curri en polvo
1 bote de alubias blancas cannellini, escurridas y aclaradas
2 coliflores pequeñas o 1 grande, cortadas en ramilletes
500 ml de caldo de verduras

Para servir:
1 bloque de halloumi cortado en dados
Una pizca de copos de guindilla seca
Una pizca de dukkah
Hierbas frescas picadas
Pan de masa madre tostado
Semillas variadas (1 cucharada por ración)

1. Calienta el aceite de oliva en una cacerola grande.
2. Añade los puerros, el curri y el ajo. Sazona generosamente con una buena pizca de sal marina y pimienta negra molida. Saltea durante 6-7 minutos o hasta que los puerros estén tiernos.
3. Echa la coliflor y saltea 3 minutos más. Vierte el caldo de verduras y las alubias escurridas. Debe haber líquido justo hasta cubrir la coliflor; si es necesario, añade un poco más de caldo o agua.

4. Llévalo a ebullición, baja el fuego y cuécelo durante 20 minutos. Retira la cacerola del fuego y tritúralo todo con una batidora de mano.
5. Cuando la crema esté casi a punto, dora los dados de halloumi en una sartén caliente en seco.
6. Sirve la crema aderezada con la dukkah, los copos de guindilla, las hierbas frescas picadas, los picatostes de halloumi, las semillas y una rebanada de pan de masa madre tostada.

Consejo: Para una versión vegana, sustituye el halloumi por 2 cucharadas de levadura nutricional, que puedes incorporar a la crema justo antes de servirla.

Consejo: Se conservará en la nevera al menos tres días.

Tortilla integral con verduras y huevo

1 RACIÓN

31,5 g de proteína • 6 g de fibra • 538 kcal
Preparación: 10 min • **Cocción:** 10 min

1 tortilla integral
20 g de queso rallado
2 huevos + 50 ml de claras de huevo, ligeramente batidos
3 cebolletas cortadas en rodajas
Un puñado grande de rúcula
6 tomates cherry
¼ de aguacate cortado en rodajas

1. Calienta unas pulverizaciones de aceite en una sartén pequeña-mediana (del tamaño de la tortilla, más o menos) y saltea ligeramente las cebolletas.
2. Esparce el queso rallado de manera uniforme por la sartén y vierte la mezcla de huevo.
3. Coloca la tortilla encima y cuécelo todo unos minutos hasta que, levantando un borde con cuidado, veas que la base se empieza a dorar.
4. Dale la vuelta (pon un plato encima de la tortilla, sujeta el plato con una mano y dale la vuelta a la sartén), pon la rúcula, los tomates y las rodajas de aguacate en una mitad y dobla la tortilla por encima formando un semicírculo. Cocínala en la sartén por ambas caras hasta que esté dorada y crujiente. Córtala por la mitad ¡y a comer!

Consejo: También quedaría bien con champiñones, pimientos, cebolla roja, aceitunas o alubias negras. ¡Échale imaginación!

Ensalada mil colores

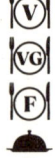

3 RACIONES

Solo la ensalada: 13 g de proteína • 10 g de fibra • 295 kcal
Con halloumi: 29,5 g de proteína • 10 g de fibra • 541 kcal
Con feta: 22 g de proteína • 10 g de fibra • 434 kcal
Con caballa: 27 g de proteína • 10 g de fibra • 491 kcal
Preparación: 15 min • **Cocción:** 25 min

½ pepino (unos 200 g)
1 pimiento rojo dulce Ramiro/Palermo, cortado en dados
½ cebolla roja pequeña, cortada en daditos
1 bote de garbanzos, escurridos y aclarados
50 g de edamame cocido
2 cucharadas de semillas de calabaza
10 aceitunas negras, partidas por la mitad (opcional)
80 g de granos de granada
Un puñado de cada de hierbas frescas: menta, perejil, cebollino… (las que tengas a mano)

Una proteína a escoger:
75 g de halloumi, cortado en tiras de 1 cm de ancho
1 filete de caballa pequeño cocido (sin piel), desmigado
50 g de feta desmigado

Aliño para 3 raciones:
1 cucharadita de mostaza de Dijon
1 cucharada de aceite de oliva
1 cucharadita de miel

1. Si quieres tostar los garbanzos, extiéndelos en una bandeja de horno. Dales unos toques con papel de cocina para secarlos, rocíalos con aceite de oliva, espolvorea un poco de comi-

no por encima y ponlos en el horno a 200 °C (180 °C con ventilador) durante 20-25 minutos. Si no tienes tiempo, usa los garbanzos directamente de la lata.
2. Quita las semillas del pepino (si no, la ensalada no quedará crujiente) y córtalo en dados. Échalo en un bol grande junto con los demás ingredientes de la ensalada.
3. Pon todos los ingredientes del aliño en un tarrito con tapa y agítalo bien para mezclarlos. Salpimienta al gusto.
4. Con esta cantidad de ensalada tendrás para tres comidas. Divídela en porciones y guarda las que te sobren en la nevera; sin el aliño, no perderá la textura crujiente. Para no aburrirte, puedes ir variando la proteína; si prefieres facilitarte las cosas y mantener el presupuesto a raya, pon todos los días la misma. No te olvides de regarla con el aliño antes de tomarla.
5. Si usas feta o caballa, espárcelo por encima de la ensalada y sírvela enseguida.
6. Si le pones halloumi, calienta una sartén en seco, extiende el halloumi y ve dándole vueltas hasta que se dore por ambos lados.

Ensalada diosa verde en tarro

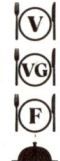

2 RACIONES

Con pollo: 48 g de proteína • 9,5 g de fibra • 415 kcal
Con salmón: 43 g de proteína • 9,5 g de fibra • 497 kcal
Con tofu: 36 g de proteína • 11 g de fibra • 454 kcal
Preparación: 20 min

Para el aliño:
100 g de yogur griego o de soja 0 %
Unas ramitas de menta fresca (o ½ cucharadita de menta seca)
1 diente de ajo grande picado
1 cucharada de zumo de limón

Para la ensalada:
2 filetes de pechuga de pollo cocida (de 100 g cada uno) o 2 filetes de salmón cocido (de 125 g cada uno), desmenuzado o cortado en trocitos, o 150 g de dados de tofu frito (ver la receta en la p. 163)
2 raciones (de 50 g cada una) de quinoa precocida (utilízala de compra, es más práctico)
2 raciones (de 50 g cada una) de guisantes cocidos
2 raciones (de 50 g cada una) de edamame
½ pepino cortado en dados
2 puñados grandes de hojas verdes (por ejemplo, rúcula, berros, hojas de ensalada, etc.)

Aliño:
1. Bate todos los ingredientes del aliño en un bol pequeño. Pruébalo y rectifica de sazón o de hierbas. Resérvalo.

Ensalada:
2. Prepara dos tarros/recipientes de cristal y reparte el aliño entre ambos.
3. Reparte una capa de guisantes y pepino, y añade la proteína que hayas escogido.
4. Incorpora a cucharadas la quinoa y termina con las hojas verdes que uses.
5. Cierra los tarros o recipientes y guárdalos en la nevera hasta que los vayas a tomar.
6. A la hora de comer, solo tienes que vaciar el contenido en un bol. El aliño estará justo al fondo, así que agítalo bien y dale tiempo para que salga todo.

Consejo: Para un aliño mucho más sencillo, solo tienes que echar un poco de zumo de limón y un chorrito de vinagre antes de servir. Ideas de ingredientes que puedes añadir: aceitunas, maíz, rábanos... ¡lo que quieras!

Pita con halloumi dulce o tofu frito

2 RACIONES

Opción con halloumi

38 g de proteína • 7 g de fibra • 530 kcal
Preparación: 10 min • Cocción: 10 min

2 cucharadas colmadas de yogur griego o de soja 0 %
Un puñadito de hierbas frescas picadas (yo uso eneldo, perejil y cebollino)
½ col lombarda pequeña cortada en juliana
1 cucharada de vinagre de vino tinto
1 bloque de halloumi bajo en grasa, cortado en 4-6 rodajas
1 cucharada de sirope de arce o de miel
½ cucharadita de copos de guindilla
Un puñado grande de hojas de ensalada
2 tomates cortados en rodajas
2 panes de pita integrales o una alternativa sin gluten

1. Mezcla en un bol pequeño la lombarda y el vinagre y resérvalo.
2. Luego, mezcla en otro bol pequeño el yogur con las hierbas picadas y resérvalo.
3. Pon a calentar una sartén pequeña a fuego medio (sin aceite) y cocina las rodajas de halloumi hasta que se doren por ambos lados. Añade a la sartén el sirope de arce/miel y los copos de guindilla, e impregna bien el halloumi por las dos caras.
4. Tuesta ligeramente los panes de pita y pártelos con un cuchillo por el lado más largo. Ábrelos y extiende la mezcla de

yogur a las hierbas en uno de los lados. Dispón en capas el halloumi, los tomates, las hojas de ensalada y la lombarda (seguramente no la usarás toda; puedes guardarla para otra comida). Corta el pan por la mitad ¡y a comer!

Opción con tofu

34 g de proteína • 14 g de fibra • 380 kcal
Preparación: 5 min • Cocción: 10 min

1 bloque de tofu ahumado firme, cortado en 4-6 rodajas
4-6 cucharadas de levadura nutricional
½ cucharadita de ajo granulado o en polvo
½ col lombarda pequeña cortada en juliana
1 cucharada de vinagre de vino tinto
Un puñado grande de hojas de ensalada
2 tomates cortados en rodajas
2 panes de pita integrales o una alternativa sin gluten

1. Mezcla en un bol pequeño la lombarda y el vinagre y resérvalo.
2. Pon la levadura nutricional en un plato e incorpora el ajo granulado (o en polvo) y un poco de sal y pimienta al gusto. Presiona el tofu sobre esta mezcla hasta que quede bien rebozado.
3. Calienta unas pulverizaciones de aceite de oliva en una sartén antiadherente. Añade las rodajas de tofu y cocínalas hasta que estén doradas y crujientes (de 3 a 5 minutos por cada lado).

4. Tuesta ligeramente los panes de pita y pártelos con un cuchillo por el lado más largo. Ábrelos y dispón en capas el tofu, los tomates, las hojas de ensalada y la lombarda (seguramente no la usarás toda; puedes guardarla para otra comida). Corta el pan por la mitad ¡y a comer!

Ensalada de brócoli, lombarda y edamame con aliño de sésamo y cacahuete

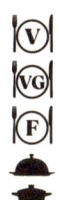

4 RACIONES

28 g de proteína • 16 g de fibra • 446 kcal
Preparación: 15 min • Cocción: 20 min

Para el aliño:
2 cucharadas de salsa de soja (o tamari para una opción sin gluten)
2 cucharaditas de aceite de sésamo tostado
1 cucharada de sirope de arce
4 cucharadas de crema de cacahuete (o tahini o crema de semillas)
30 ml de agua

Para la ensalada:
300 g de brócoli bimi, con los ramitos lavados y cortados por la mitad a lo largo
30 g de hierbas frescas picadas (yo uso albahaca y cilantro, pero cualquiera vale)
4 cebolletas cortadas en rodajas finas (opcional)
300 g de edamame congelado o fresco
100 g de col lombarda en juliana o picada fina
2 cucharaditas de semillas de sésamo u otras semillas (opcional)
2 latas de alubias blancas cannellini, escurridas, aclaradas y secadas con toques de papel de cocina
El zumo de 1 lima
1 cucharadita de pimentón ahumado

1. Precalienta el horno a 200 °C (180 °C con ventilador).
2. Extiende las alubias en una bandeja de horno y echa por encima unas pulverizaciones de aceite de oliva, el pimentón, sal y pimienta. Hornea durante 10-15 minutos (remueve bien a media cocción para que se doren de manera uniforme) hasta que se vean crujientes.
3. Mientras tanto, pon una cacerola con agua a hervir y añade el brócoli y el edamame. Cuécelos durante 3 minutos, escúrrelos y acláralos bajo un chorro de agua fría. Sécalos con toques de papel de cocina o un paño limpio y resérvalos. Cuanto más secas estén las verduras, mejor se impregnarán después del aliño.
4. Bate todos los ingredientes del aliño hasta obtener una textura uniforme. Añade agua tibia poco a poco para diluir el aliño si es necesario. Pruébalo y rectifica la sazón y la consistencia al gusto.
5. Mezcla las verduras, las hierbas y las alubias en un bol grande y luego divídelo en cuatro raciones. Riega el aliño por encima y termina con las rodajas de cebolleta y las semillas de sésamo. Si estás preparando la ensalada con antelación, no agregues el aliño hasta el momento de comerla o la ensalada perderá su textura crujiente.

Consejo: Si no hay tiempo, puedes saltarte el paso de hornear las alubias; también están ricas directamente de la lata. Puedes sustituir las verduras por las que tengas que gastar de la nevera. En lugar de alubias, también puedes utilizar judiones, garbanzos o alubias blancas. Esta receta es ideal para llevar al trabajo; solo hay que guardar el aliño aparte.

Bagel a tu manera

Escoge una de las tres opciones a continuación. En lugar del bagel puedes utilizar pan de pita, pan tostado de masa madre, una tortilla integral u otro producto similar que te guste, y puedes aumentar fácilmente el contenido de fibra si lo acompañas de una de las ensaladas de las páginas 264-266.

[F]

Bagel templado de caballa y queso crema

27 g de proteína • 7 g de fibra • 470 kcal
Preparación: 5 min • Cocción: 10 min

1 filete de caballa cocido
1 bagel fino rico en proteína
Ideas para la ensalada: unas rodajas de cebolla roja, pepino y tomate, zanahoria rallada, hierbas frescas como perejil y/o cebollino
30 g de queso crema bajo en grasas
Medio limón

1. Calienta la caballa en una sartén (no hace falta aceite) o bajo el gratinador, dándole la vuelta pasados un par de minutos para que coja temperatura también por dentro. Retírala del fuego, quítale la piel y desmiga el filete con un tenedor.
2. Tuesta ligeramente el bagel, extiende el queso crema en ambas mitades y dispón la caballa desmigada y los ingredientes de la ensalada. Sazona con pimienta negra y exprime por encima el medio limón. Córtalo por la mitad y sírvelo.

Bagel de aguacate y revuelto de tofu

|V| |VG| |F|

29 g de proteína • 8,5 g de fibra • 450 kcal
Preparación: 10 min • Cocción: 10 min

1 bagel fino rico en proteína
100 g de tofu ahumado extrafirme, desmigado con las manos
1 cucharada de levadura nutricional
½ cucharadita de ajo granulado o en polvo
¼ de cucharadita de cúrcuma
½ aguacate
Un puñado de rúcula
1 tomate mediano en rodajas gruesas
1 cebolleta en rodajas finas
Un puñadito de hierbas frescas picadas (yo uso perejil, menta y albahaca)

1. Chafa el aguacate con la cebolleta, las hierbas y sal y pimienta en un bol pequeño.
2. Pulveriza un poco de aceite en una sartén pequeña, ponla a fuego medio y añade el tofu desmigado, abundante sal y pimienta, la levadura y las especias. Cuécelo, removiendo con frecuencia, unos 10 minutos.
3. Tuesta las dos mitades del bagel y extiende la mezcla de aguacate en la mitad inferior. Reparte por encima el tofu, las rodajas de tomate y la rúcula. Ciérralo con el otro medio pan, córtalo por la mitad y a comer.

Bagel de ensalada de huevo con sriracha

32 g de proteína • 6 g de fibra • 425 kcal
Preparación: 5 min • Cocción: 10 min

1 bagel fino rico en proteína
2 huevos ligeramente batidos
100 ml de claras de huevo
¼ de aguacate
1 cebolleta cortada en rodajas finas
Unas rodajas de tomate
Unas hojas frescas de espinaca
1 cucharadita de sriracha (opcional)

1. Bate los huevos con las claras en un bol pequeño y sazónalo bien con sal y pimienta.
2. Pulveriza un poco de aceite de oliva en una sartén antiadherente, ponla al fuego y sofríe la cebolleta hasta que esté tierna.
3. Vierte los huevos, haz un revuelto y cuécelo al punto deseado, añadiendo la sriracha (si la usas) justo al final.
4. Mientras, tuesta el bagel. Extiende el aguacate en el pan de la base, pon encima la espinaca y el tomate, seguido del revuelto, y ciérralo con el otro pan. Córtalo por la mitad y sírvelo.

Superbol

1 RACIÓN

25-30 g de proteína • 10,5 g de fibra • 500-650 kcal
(en función de los ingredientes que elijas)
Preparación: 10 min • Cocción: 10 min

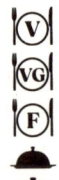

50 g de arroz integral cocido
50 g de edamame o guisantes congelados
Un buen puñado de hojas de ensalada verdes
¼ de aguacate cortado en rodajas
1 cucharadita de semillas de sésamo (o semillas variadas)
1 zanahoria mediana, pelada y rallada
1 cebolleta cortada en rodajas finas
2 rábanos cortados en rodajas finas
Una cuña de lima, para servir
Una pizca de copos de guindilla (opcional)

Una proteína a escoger:
100 g de filete de salmón o caballa cocidos, desmigados
Medio bloque de tofu firme, cortado en dados y cocinado hasta que esté crujiente
100 g de langostinos cocidos
2-3 huevos duros, cortados en cuartos

Para el aliño:
2 cucharadas de salsa de soja
1 cucharada de aceite de sésamo
1 cucharadita de zumo de lima
1 cucharadita de miel o de sirope de arce

1. Para preparar el aliño, pon todos los ingredientes en un bol pequeño y remueve bien. Resérvalo.
2. Pon el edamame o los guisantes en un cazo y cúbrelos con agua hirviendo. Llévalo a ebullición y hierve a fuego lento entre 2 y 5 minutos hasta que estén bien cocidos. Escúrrelo.
3. Echa todos los ingredientes en un bol junto con la proteína que escojas. Esparce por encima las semillas y los copos de guindilla (si usas), y riégalo con el aliño. Si lo estás preparando con antelación, guarda el aliño aparte hasta que lo vayas a comer.

Estofado de alubias ahumadas y pollo a la brasa

(F)

2 RACIONES

50 g de proteína • 12 g de fibra • 518 kcal
Preparación: 10 min • Cocción: 15 min

1 cucharadita de aceite de oliva
1 cebolla roja pequeña picada fina
1 diente de ajo picado
1 cucharadita de pimentón ahumado
1 lata (de 400 g) de alubias blancas escurridas
350 g de puré de tomate
1 cucharada de salsa Worcestershire (opcional)
2 rebanadas de pan de masa madre
1 pechuga de pollo pequeña, asada y desmenuzada
2 puñados generosos de hojas de ensalada variada

1. Calienta el aceite en una cacerola antiadherente, añade la cebolla y rehógala hasta que esté translúcida (3-4 minutos). Agrega el ajo y el pimentón y remueve bien.
2. Vierte las alubias, el puré de tomate y la salsa Worcestershire (si la usas). Sazónalo al gusto y llévalo a ebullición suave. Cocínalo 5 minutos más hasta que la salsa espese, removiendo con frecuencia para que no se pegue.
3. Tuesta las rebanadas de pan, extiende por encima las alubias, pon el pollo desmenuzado encima y sírvelo con una buena guarnición de ensalada verde.

Ensalada de estilo griego

2 RACIONES

43 g de proteína • 9 g de fibra • 435 kcal • Preparación: 15 min

2 puñados grandes de rúcula
½ pepino cortado en dados
400 g de tomates cherry cortados en cuartos
2 puñados de aceitunas negras
2 cucharadas de eneldo picado (u otra hierba fresca)
1 cucharadita de orégano seco
½ cebolla roja pequeña, cortada en daditos
100 g de queso feta

Una proteína a escoger:
100 g pollo cocido, atún, tempeh, halloumi o salmón, por ración

Para el aliño:
2 cucharadas colmadas de yogur griego
1 cucharadita colmada de mostaza
1 cucharadita de vinagre balsámico
1 cucharadita de miel

1. Mezcla bien todos los ingredientes del aliño en un bol pequeño. Añade todos los ingredientes de la ensalada en otro bol y remueve.
2. Si te lo vas a comer enseguida, vierte el aliño en el bol de la ensalada y mezcla bien. Echa por encima la proteína que hayas escogido. Puedes reservar lo que te sobre para futuras comidas; solo tienes que guardar aparte el aliño en la nevera para evitar que la ensalada se reblandezca.

Ensalada de guisantes y judías verdes en doce minutos

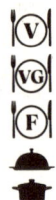

2 RACIONES

29,5 g de proteína • 13,5 g de fibra • 409 kcal
Preparación: 5 min • Cocción: 12 min

160 g de judías verdes
160 g de guisantes congelados
160 g de edamame congelado
160 g de tomates cherry cortados por la mitad
4 cebolletas cortadas en rodajas finas
2 huevos medianos

Para el aliño:
Medio limón
Vinagre de vino tinto/blanco
1 guindilla roja en rodajas finas (opcional)
2 cucharadas de aceite de oliva virgen extra

1. Pon los huevos a hervir el tiempo necesario para que tengan la consistencia deseada (6-12 minutos). Mientras, escalda las judías verdes en agua hirviendo durante 2 minutos hasta que empiecen a estar tiernas.
2. Añade los guisantes y el edamame y déjalos un par de minutos más hasta que estén cocidos. Escurre y reparte en dos boles. Si lo vas a comer enseguida, agrega el aliño. (Si lo preparas con antelación, guarda el aliño hasta que lo vayas a comer).
3. Pela los huevos, pártelos por la mitad y ponlos encima de cada ensalada.

Boniato relleno de ternera picante

2 RACIONES

34 g de proteína • 14 g de fibra • 560 kcal
Preparación: 10 min • Cocción: 40 min

2 boniatos grandes (de 250 g cada uno)
2 dientes de ajo picados
1 cebolla roja cortada en dados
200 g de carne picada de ternera extramagra (5 %)
1 pimiento rojo picado
1 cucharadita de pimentón ahumado
½ cucharadita de guindilla en polvo
2 cucharadas de concentrado de tomate
100 g de puré de tomate
Ajo granulado o en polvo

Para acompañar:
40 g de queso rallado
20 g de yogur griego o de soja 0 %
2 cebolletas cortadas en rodajas finas

1. Precalienta el horno a 200 °C (180 °C con ventilador).
2. Pulveriza los boniatos con aceite y pínchalos por todas partes con un tenedor. Sazónalos con sal y pimienta y hornéalos durante 30-40 minutos, hasta que el centro esté tierno.
3. Mientras, calienta unas pulverizaciones de aceite en una sartén y saltea la cebolla, el pimiento y el ajo durante 3-4 minutos. Añade la carne picada y cocínala 10 minutos hasta que se dore. Agrega el pimentón, el ajo granulado, la guindilla,

y el concentrado y el puré de tomate. Prosigue la cocción 10 minutos más.
4. Parte los boniatos por la mitad y reparte entre ambos la mezcla de la sartén. Añade por encima el queso, el yogur, las rodajas de cebolleta y una pizca generosa de pimienta negra.

Tacos de langostinos

4 RACIONES

29 g de proteína • 12,5 g de fibra • 434 kcal
Preparación: 15 min • Cocción: 10 min

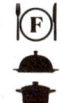

350 g de langostinos crudos
1 bote de garbanzos, escurridos y aclarados
1 cebolla roja cortada en juliana
2 dientes de ajo picados
100 g de col lombarda cortada en juliana muy fina
150 g de tomates cherry cortados en cuartos
1 aguacate mediano cortado en rodajas finas
½ pepino cortado en dados
4 tortillas integrales
2 cucharaditas de pasta de harissa
2 cucharaditas de sirope de arce
2 limas
Un puñado de cilantro o perejil fresco, para servir
4 cucharadas de yogur griego 0 %

1. Pon la lombarda y la cebolla roja en un bol pequeño con el zumo de una de las limas y un poco de sal. Mézclalo todo bien y resérvalo.
2. En un bol mediano, echa los langostinos, el ajo, los garbanzos, la pasta de harissa y el sirope de arce, sazónalo con pimienta negra molida y remueve para que se impregne todo bien.
3. Pon una sartén antiadherente al fuego con unas pulverizaciones de aceite y fríe la mezcla de langostinos y garbanzos aliñados durante 3-4 minutos, hasta que los langostinos se curven en forma de C y se pongan rosados.
4. Calienta las tortillas sobre un fogón de gas o en una sartén

en seco, colócalas en una fuente y rellénalas con los langostinos, la cebolla roja, el tomate, el pepino, el aguacate, unas hojas de las hierbas frescas, una cucharada de yogur y un buen chorro de zumo de lima.

Consejo: Si no te la terminas, la mezcla de langostinos y garbanzos se conservará en la nevera hasta dos días para futuras comidas. Solo tienes que recalentarla y montar los tacos como se explica con anterioridad.

Bol de salmón especiado para varios días

4 RACIONES

31 g de proteína • 8 g de fibra • 490 kcal
Preparación: 10 min • Cocción: 15 min

4 filetes (de 125 g cada uno) de salmón
2 cucharaditas de pimentón
2 cucharaditas de ajo granulado o en polvo
250 g de arroz integral cocido (yo uso vasitos precocidos)
150 g de judías verdes sin las puntas
150 g de edamame
2 zanahorias, cortadas en cintas con un pelador
100 g de rábanos cortados en rodajas finas
1 cucharada de aceite de oliva

1. Precalienta el horno a 200 °C (180 °C con ventilador) y forra una bandeja de horno con papel vegetal.
2. En un bol pequeño, mezcla el rebozado del salmón: pimentón, ajo granulado, sal y pimienta. Pásalo a un plato pequeño y extiéndelo en una capa uniforme.
3. Coloca un filete de salmón con la piel hacia arriba en el plato con las especias, y dale vueltas hasta que la base y ambos lados queden cubiertos. Pon el filete en la bandeja de horno (con la piel hacia abajo) y reboza de la misma manera los otros tres filetes. El salmón debe ocupar solo una mitad del papel vegetal, porque en la otra mitad pondremos las judías verdes.
4. Cuando hayas terminado de rebozar todo el salmón, extiende las judías verdes en la otra mitad del papel, riégalas con aceite de oliva, sazona con sal y pimienta y mezcla las judías hasta que se impregnen bien.

5. Ponlo 15 minutos en el horno, o hasta que el salmón se rompa en escamas y esté bien cocido. Cuando esté listo, saca la bandeja del horno y deja enfriar el salmón y las judías.
6. Reparte el arroz, el salmón, el edamame, las zanahorias, los rábanos y las judías verdes entre cuatro recipientes. Guárdalos en la nevera hasta cuatro días (puede tomarse frío o calentarse antes de comer).

Buddha bowl con picadillo de pollo, brócoli y quinoa

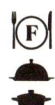

2 RACIONES

28 g de proteína • 8 g de fibra • 480 kcal
Preparación: 10 min • Cocción: 25 min

2 pechugas de pollo pequeñas (de 100 g cada una)
200 g de brócoli bimi
250 g de quinoa cocida (yo uso vasitos precocidos)
Un puñado grande de hierbas frescas: cilantro, menta, cebollino, perejil…

Para el aliño:
1 cucharada de pasta de miso
30 g de jengibre fresco rallado
1 cucharada de aceite de sésamo
1 cucharada de aceite de oliva
El zumo de 1 lima

1. Precalienta el horno a 200 °C (180 °C con ventilador).
2. Salpimienta las pechugas de pollo, pulverízalas con aceite, ponlas en una bandeja de horno y cocínalas durante 25 minutos.
3. Mientras, mezcla bien todos los ingredientes del aliño en un bol pequeño y cuece el brócoli al vapor durante 5 minutos hasta que esté al dente. Calienta la quinoa en una cacerola (llevará más o menos un minuto).
4. Pasa el brócoli a una tabla de cortar junto con las hierbas (guarda unas pocas para decorar) y las pechugas de pollo encima. Con un cuchillo grande, pícalo todo hasta obtener trozos del tamaño de un bocado. Disponlos en un bol gran-

de, vierte la quinoa y riégalo todo con el aliño. Mezcla bien, divídelo en dos porciones y sírvelo en boles. Esparce por encima las hierbas frescas reservadas.

Consejo: Si lo estás preparando con antelación, guarda el aliño aparte hasta que lo vayas a comer.

Pan de pita relleno con ensalada de atún

1 RACIÓN

36 g de proteína • 9 g de fibra • 360 kcal
Preparación: 10 min • Cocción: 5 min

1 pan de pita integral mediano
145 g de atún al natural en lata, escurrido y desmenuzado
2 cucharadas de yogur griego o de soja 0%
1 cucharadita de mostaza de Dijon
1 cucharada de vinagre de vino tinto (o zumo de limón)
1 cucharadita de eneldo seco (u otra hierba seca)
100 g de lechuga romana picada fina
6 tomates cherry cortados en cuartos
1 rama de apio cortada en rodajas finas
2 cucharadas de cebolla roja cortada en juliana fina
2 cucharadas de perejil fresco picado fino

1. Pon el yogur, la mostaza de Dijon, el vinagre y el eneldo en un bol mediano, sazónalo con sal y pimienta y mézclalo bien.
2. Añade a ese mismo bol la lechuga, el atún, los tomates, el apio, la cebolla y el perejil, y remueve hasta que todo quede bien impregnado con el aliño. Pruébalo y rectifica el punto de sal y pimienta si fuese necesario.
3. Tuesta ligeramente el pan de pita y pártelo en dos semicírculos. Abre cada semicírculo, rellénalos con la mezcla de atún y cómetelos mientras el pan está aún caliente.

Pasta con brócoli en un santiamén

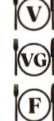

2 RACIONES

27,5 g de proteína • 9 g de fibra • 495 kcal
Preparación: 10 min • Cocción: 15 min

200 g de pasta proteica (ver ideas en p. 45)
250 g de brócoli cortado en ramitos pequeños
Un puñado grande de albahaca o perejil fresco (o mitad y mitad)
3 cucharadas de aceite de oliva virgen extra
2 cucharadas de queso parmesano rallado (o levadura nutricional)
2 cucharadas de zumo de limón
2 dientes de ajo partidos por la mitad

Para servir:
2 cucharadas de piñones tostados
Copos de guindilla seca
2 cucharadas más de parmesano
Hojas de ensalada variada

1. Llena un bol grande con agua y un poco de hielo.
2. Pon agua en una cacerola, llévala a ebullición y escalda el brócoli durante 2 minutos. Con una espumadera, sácalo de la cacerola y sumérgelo en el bol de agua helada. Escúrrelo y dale unos toques con un paño limpio para secarlo.
3. Pon el brócoli, las hierbas, el aceite de oliva, el queso (o la levadura nutricional), el zumo de limón y el ajo en un robot de cocina y tritúralo hasta obtener una pasta. Pruébalo y rectifica el punto de sal y pimienta si fuera necesario.

4. Cuece la pasta siguiendo las instrucciones del paquete. Una vez cocida, escúrrela (reserva media taza del agua de cocción), échala de nuevo en la cacerola e incorpora la salsa de brócoli. Añade a cucharadas el agua de cocción de la pasta para diluir poco a poco la salsa, hasta obtener la consistencia deseada. Sirve la pasta con los piñones tostados, los copos de guindilla y queso extra, y una ración generosa de hojas de ensalada.

CAPÍTULO 9

30 g en la cena

En esta sección te doy muchas opciones, desde cenas que sacarás a la mesa en 15 minutos a auténticos homenajes para el viernes por la noche. Como todas mis recetas, las he diseñado para que queden vistosas, saciantes y deliciosas de verdad. Encontrarás pastas, fajitas, dahls y bandejas al horno, con opciones para hacer el doble o la mitad de las raciones, en función de para cuántas personas cocines.

Las recetas de un vistazo

Tortitas de guisantes y maíz
(4 raciones) p. 201

Tortitas veganas de guisantes y maíz
(4 raciones) p. 203

Bol nutriente de boniatos asados y alubias cannellini
(2 raciones) p. 205

Salteado picante de satay con arroz
(2 raciones) p. 207

Ragú de lentejas y champiñones
(2 raciones) p. 209

Orzo cremoso con tomates y garbanzos
(4 raciones) p. 211

Dahl de lentejas rojas con coco y cavolo nero crujiente
(4 raciones) p. 213

Alubias blancas con tomate y abadejo frito
(4 raciones) p. 215

Pasta proteica con espinacas y albahaca
(4 raciones) p. 217

Fideos con langostinos/tofu y cacahuetes
(4 raciones) p. 219

Berenjenas y garbanzos en salsa de tomate
(4 raciones) p. 221

Fajitas de viernes
(2 raciones) p. 223

Curri rojo tailandés con pescado o tofu
(4 raciones) p. 225

Gado gado con tempeh
(2 raciones) p. 227

Pasta con guisantes y puerros
(2 raciones) p. 229

Martes de tacos
(4 raciones) p. 231

Lubina crujiente con ratatouille y berenjenas asadas
(2 raciones) p. 233

Bol de quinoa crujiente al estilo asiático
(2 raciones) p. 235

Ternera glaseada con arroz crujiente
(4 raciones) p. 237

Bandeja de fettuccine con berenjena y feta
(4 raciones) p. 239

Garbanzos con harissa y salmón/tofu frito
(2 raciones) p. 241

Tortitas de guisantes y maíz

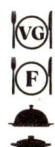

4 RACIONES

28 g de proteína • 13 g de fibra • 550 kcal (por ración de 3 tortitas)
Preparación: 20 min • Cocción: 20 min

300 g de queso cottage bajo en grasas
200 g de guisantes congelados
200 g de maíz dulce
4 cebolletas picadas finas
100 g de harina (yo uso integral, pero también sirve la harina de garbanzos u otra harina sin gluten para todo uso)
2 huevos (y un huevo extra por persona para servir)
60 g de hierbas frescas bien picadas (por ejemplo, menta, albahaca, cebollino, perejil)
1 aguacate
1 bolsa de ensalada variada
1 cucharadita de ajo granulado o en polvo (opcional)

1. Pon el queso cottage y los 2 huevos en una batidora y tritúralo hasta obtener una textura uniforme; luego, añade ¾ de los guisantes y tritura solo un poco para que quede una mezcla algo grumosa.
2. Vierte esta mezcla en un bol e incorpora la harina, el resto de los guisantes y el maíz. Sazónala muy generosamente con sal y pimienta. Incorpora las hierbas. Si crees que la mezcla ha quedado muy espesa, añade un chorrito (25-50 ml) de agua.
3. Déjala reposar 10 minutos, o toda la noche si la estás preparando con antelación.
4. Cuando vayas a comer las tortitas, calienta una sartén con unas pulverizaciones de aceite y añade una cucharada colma-

da de la mezcla, utilizando el dorso de la cuchara para darle forma redonda.
5. Cocina las tortitas unos 5 minutos por cada lado hasta que estén bien doradas. Resérvalas y mantenlas calientes hasta que estén todas fritas. Repite la operación hasta que se termine la masa.
6. A continuación, pon a hervir los huevos entre 6 y 10 minutos, según el punto al que quieras dejarlos.
7. Sirve 3 tortitas por persona junto con un huevo, ¼ de aguacate cortado en láminas y una buena ensalada. También puedes sustituir el huevo de la guarnición por 100 g de filete de caballa cocido, ⅓ de un bloque de tofu revuelto, 75 g de edamame al vapor, 3 cucharadas de hummus o ⅓ de un bote de garbanzos tostados al horno.

Tortitas veganas de guisantes y maíz

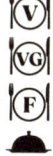

PARA 16 TORTITAS

29 g de proteína • 10 g de fibra • 525 kcal (por ración de 4 tortitas)
Preparación: 15 min • Cocción: 20 min

2 bloques de tofu firme, desmenuzados en trocitos
2 calabacines medianos (de unos 160 g cada uno) rallados
2 zanahorias pequeñas (de unos 30 g cada una) ralladas
8 cebolletas picadas finas
4 dientes de ajo picados o 2 cucharaditas de ajo granulado o en polvo
100 g de harina integral
30 g de perejil fresco picado fino
30 g de cilantro fresco picado fino
2 cucharaditas de comino
2 cucharaditas de cilantro seco
1 cucharadita de cúrcuma
1 cucharadita de garam masala

Para acompañar:
1 aguacate cortado en rodajas
1 bolsa de ensalada variada
4 cucharadas colmadas (de unos 60 g cada una) de hummus

1. Con un paño limpio, aprieta el tofu y el calabacín para escurrir toda el agua que puedas, y luego échalos en un bol grande.
2. Añade los ingredientes restantes, sazona y mezcla bien. Amasa bien todos los ingredientes con las manos (puede llevarte

unos minutos) hasta obtener una mezcla que, al hacer una tortita, mantenga la forma.

3. Utilizando una cucharada colmada de la mezcla como guía, forma 16 tortitas con la masa. Presiona bien al darles forma para asegurarte de que no se deshacen. Calienta unas pulverizaciones de aceite en una sartén a fuego medio y fríelas durante unos minutos; luego, dales la vuelta y haz lo mismo por el otro lado hasta que estén doradas y bien calientes por dentro.

4. Sirve 4 tortitas por persona junto con ¼ de aguacate, una cucharada colmada de hummus y una buena ensalada.

Bol nutriente de boniatos asados y alubias cannellini

2 RACIONES

33 g de proteína • 16 g de fibra • 580 kcal
Preparación: 20 min • **Cocción:** 30 min

1 bote de alubias blancas cannellini, escurridas y aclaradas
250 g de quinoa precocida
1 boniato mediano (de unos 130 g), bien lavado y cortado en trozos pequeños
125 g de edamame
60 g de hojas verdes picadas (por ejemplo, espinaca, lechuga, berros, rúcula o una mezcla)
Un puñado muy grande (unos 60 g en total) de hierbas frescas variadas: menta, eneldo, perejil, cilantro, cebollino
60 g de feta
4 cucharadas de frutos secos o semillas picados (yo uso pistachos)
1 cucharadita de cada de pimentón ahumado, ajo granulado o en polvo y comino

Para el aliño:
100 g de yogur griego o de soja 0%
1 diente de ajo picado
2 cucharadas de tahini
3 cucharadas de vinagre de vino blanco
2-4 cucharadas de agua

1. Precalienta el horno a 200 °C (180 °C con ventilador).
2. Pon el boniato y las alubias en una fuente para el horno, espolvorea por encima las especias y pulverízalo con aceite de

oliva. Mézclalo muy bien (yo lo hago a mano) para que todo quede bien impregnado. Pasa la fuente al horno y ásalo durante 20-30 minutos, o hasta que el boniato empiece a dorarse y a ponerse crujiente por los bordes.

3. Calienta la quinoa en una cacerola pequeña durante un minuto más o menos.
4. Vierte todos los ingredientes del aliño en un tarro y añade sal y pimienta. Luego, agrega agua poco a poco hasta obtener la consistencia deseada.
5. Coloca las hojas verdes en el fondo de un bol grande y después dispón en capas por encima todos los demás ingredientes. Riégalo con el aliño y remueve bien.

Salteado picante de satay con arroz

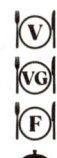

2 RACIONES

Con pollo: 57 g de proteína • 11 g de fibra • 610 kcal
Con tofu/tempeh: 44 g de proteína • 14 g de fibra • 600 kcal
Preparación: 15 min • **Cocción:** 15 min

2 cucharaditas de aceite de sésamo tostado
250 g de arroz integral precocido (equivale a 100 g de arroz integral sin cocer)
2 pechugas de pollo cortadas en tiras finas, o 160 g de trozos de tofu o tempeh marinados
1 cucharada de salsa de soja (o tamari para una opción sin gluten)
1 cebolla roja cortada en juliana fina
80 g de edamame congelado o fresco
2 dientes de ajo grandes picados
120 g de tirabeques cortados por la mitad a lo largo
1 pimiento rojo cortado en tiras finas
150 g de brócoli bimi, con los ramitos cortados por la mitad a lo largo
30 g de cacahuetes con sal (o 20 g de semillas de sésamo)
1 cebolleta cortada en rodajas finas, para decorar

Para la salsa:
1 cucharada de crema de cacahuete (o tahini o crema de semillas)
1 cucharada de salsa de soja
1 cucharadita de sriracha o una pizca de copos de guindilla roja seca (opcional)
1 cucharadita de vinagre de arroz

El zumo de ½ lima
1 cucharadita de sirope de arce o miel

1. En un bol pequeño, mezcla todos los ingredientes de la salsa (añádele un poco de agua caliente si te queda muy espesa) y reserva.
2. Calienta 1 cucharadita de aceite de sésamo en un wok o una sartén grande. Añade la proteína escogida y la cucharada de salsa de soja, y fríelo rápidamente hasta que esté bien cocida. Viértelo en un bol y reserva.
3. Añade el aceite restante en la sartén y rehoga la cebolla roja hasta que se empiece a ablandar. Entonces, añade el ajo y el resto de las verduras y saltéalo todo hasta dejarlo al punto que desees. Vuelve a echar el pollo/tofu, riega con la salsa por encima y cocínalo unos minutos más.
4. Mientras, calienta el arroz durante unos minutos en una cacerola pequeña o al microondas. Reparte el arroz en dos boles, echa por encima las verduras salteadas y reparte los cacahuetes y las rodajas de cebolleta.

Ragú de lentejas y champiñones

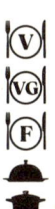

2 RACIONES

30 g de proteína • 13 g de fibra • 515 kcal
Preparación: 15 min • Cocción: 30 min

1 cucharada de aceite de oliva
125 g de espaguetis de lentejas rojas
300 g de champiñones portobello cortados en láminas finas
1 cebolla roja mediana cortada en daditos
2 dientes de ajo picados
3 tomates medianos cortados en dados
250 g de lentejas de puy cocidas
2 cucharaditas de caldo vegetal en polvo o 1 cubito de caldo vegetal
Un puñado de hojas de albahaca cortadas en tiras

1. Calienta 1 cucharada de aceite de oliva en una sartén grande, añade los champiñones, sazona con sal y pimienta y fríelos durante unos 10 minutos, hasta que empiecen a dorarse y a verse crujientes en los bordes. Resérvalos.
2. Mientras tanto, pon agua a hervir en una cacerola de tamaño mediano y cocina los espaguetis según las instrucciones indicadas en el paquete, reservando una taza del agua de cocción.
3. Añade unas pulverizaciones de aceite de oliva en la misma sartén de los champiñones y rehoga las cebollas entre 5 y 10 minutos hasta que empiecen a ablandarse. Añade entonces el ajo y cocínalo un minuto más, agrega los tomates y sigue con la cocción 2-3 minutos más.

4. Devuelve los champiñones a la sartén y añade las lentejas, el caldo y unos 200 ml del agua reservada de cocer la pasta. Remueve todo bien y cuécelo a fuego lento durante 5 minutos para que el ragú se reduzca y espese y la salsa adquiera consistencia.
5. Sirve la pasta en boles y vierte el ragú por encima junto con las tiras de albahaca.

Orzo cremoso con tomates y garbanzos

4 RACIONES

31,5 g de proteína • 8 g de fibra • 538 kcal
Preparación: 15 min • Cocción: 35 min

330 g de tomates cherry
1 cebolla cortada en dados
1 cabeza de ajos entera
3 cucharadas de concentrado de tomate
150 g de queso cremoso Boursin con ajo y hierbas o 4 cucharadas colmadas de *crème fraîche* o 4 cucharadas colmadas de levadura nutricional
1 puñado grande de albahaca picada
2 puñados grandes de espinacas tiernas
2 cucharaditas de orégano
175 g de orzo (sin cocer)
1 bote de garbanzos, escurridos y aclarados
800 ml de caldo de verduras
1 cucharada de aceite de oliva
4 pechugas de pollo medianas (de unos 160 g cada una) crudas, bañadas en huevo y rebozadas en pan rallado panko o 1 bloque de tofu firme, cortado en dados y rebozado en maicena

1. Precalienta el horno a 200 °C (180 °C con ventilador).
2. Toma la cabeza de ajos entera y pela las pieles más exteriores. Con un cuchillo afilado, corta 1 cm de la parte superior, dejando a la vista los dientes de ajo cortados. Ponla en un cuadrado de papel de aluminio, rocíala con aceite de oliva, envuélvela completamente y resérvala.

3. A continuación, echa todos los demás ingredientes (salvo el queso Boursin, las espinacas, la albahaca y la proteína) en una fuente grande para horno y mézclalos bien. Pon la cabeza de ajos envuelta en el centro. Cubre la fuente con papel de aluminio y hornea durante 30 minutos, removiendo a media cocción.
4. Mientras, prepara la proteína. En el caso del pollo, pulverízalo con un poco de aceite y hornéalo 20-25 minutos —dándole la vuelta a media cocción— hasta que esté dorado. Si utilizas tofu, fríelo en una sartén con un poco de aceite durante 10 minutos, dándole vueltas hasta que esté crujiente y dorado por todas partes.
5. Pasados 30-35 minutos (el orzo debería estar cocido), saca la fuente del horno y échale sal y pimienta al gusto. Abre el papel de aluminio de la cabeza de ajos y estrújala con cuidado para que el ajo cocido caiga sobre el orzo (utiliza un paño de cocina para sujetarla, ¡estará muy caliente!). Remueve bien.
6. Incorpora el queso Boursin, la albahaca picada y las espinacas hasta que todo tenga una consistencia cremosa y las espinacas se hayan ablandado. Sirve el orzo con la proteína que hayas escogido y más albahaca fresca.

Consejo: En lugar del pollo, si no tienes mucho tiempo puedes usar cuatro filetes de caballa precocidos medianos (de unos 65 g cada uno) o 150 g de langostinos cocidos, o incluso ocho varitas gruesas de pescado, ya que son una fuente de proteína bastante decente (16 g por dos varitas) si vas con prisas.

Dahl de lentejas rojas con coco y cavolo nero crujiente

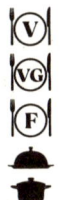

4 RACIONES

25 g de proteína • 14 g de fibra • 475 kcal
Preparación: 10 min • Cocción: 30 min

2 cucharadas de aceite de oliva
1 cebolla grande picada fina
150 g de lentejas rojas secas aclaradas
1 lata grande de tomates en conserva troceados
1 bote de garbanzos
1 lata de leche de coco entera
5 dientes de ajo picados
Un trozo de 5 cm de jengibre fresco, rallado
1 cucharadita colmada de comino
1 cucharadita colmada de cilantro molido
1 cucharadita colmada de cúrcuma
¼ de cucharadita de canela
1 cucharadita colmada de garam masala
2 cucharaditas de curri en polvo suave
200 g de espinacas
300 g de cavolo nero (o kale), lavado, sin los tallos más duros y cortado en tiras
200-500 ml de caldo de verduras
1 cucharadita de ajo granulado o en polvo

1. Precalienta el horno a 200 °C (180 °C con ventilador).
2. Calienta 1 cucharada de aceite en una sartén y fríe la cebolla, el jengibre y el ajo a fuego bajo durante unos 10 minutos.

3. Agrega todas las especias y el curri en polvo. Remueve bien para asegurarte de que todas las especias han impregnado la mezcla de cebolla (durante unos 60 segundos).
4. Agrega las lentejas para que se mezclen bien con la mezcla de especias. Vierte los tomates troceados, los garbanzos y la leche de coco, y remueve.
5. Agrega 200 ml de caldo de verduras y cuécelo a fuego lento durante unos 30 minutos hasta que las lentejas estén bien hechas. Si el dahl se espesa demasiado, ve añadiendo más caldo para diluir la consistencia (también para dejarlo al punto que prefieras).
6. Mientras, pon el cavolo nero en una bandeja de horno, dale toques con un paño para secarlo y vierte por encima 1 cucharada de aceite de oliva y 1 cucharadita de ajo granulado. Amásalo a conciencia con las manos. Hornéalo durante 6-8 minutos. Ve controlándolo y ten cuidado, porque se quema enseguida.
7. Cuando el dahl esté listo, incorpora las espinacas hasta que se ablanden. Divídelo en cuatro raciones y dispón encima el cavolo nero crujiente.

Alubias blancas con tomate y abadejo frito

4 RACIONES

29 g de proteína • 9,5 g de fibra • 382 kcal
Preparación: 15 min • **Cocción:** 25 min

El abadejo es un pescado blanco, similar al bacalao, pero suele resultar una opción más económica.

4 filetes de abadejo (de unos 150 g cada uno), lavados y secados con toques de un paño de cocina
½ cucharada de aceite de oliva
1 cebolla o chalota grande, cortada en daditos
4 dientes de ajo picados
1 pimiento rojo cortado en daditos
2 cucharadas de concentrado de tomate
2 latas (de 400 g cada una) de judiones (u otras alubias blancas), escurridas y aclaradas
300 ml de caldo de verduras
½ cucharadita de orégano seco
Una pizca de copos de guindilla seca
1 cucharada colmada de queso cottage
75 g de *crème fraîche* baja en grasas (o yogur)
1 cucharadita de pimentón ahumado
300 g de tomates cherry
1 puñado generoso de espinacas
4 puñados generosos de hojas de ensalada variada

1. Calienta 1 cucharada de aceite de oliva en una cacerola grande a fuego medio y saltea la cebolla, el ajo y el pimiento durante unos minutos hasta que estén tiernos. Agrega el con-

centrado de tomate y sigue cocinando durante un par de minutos más.
2. Vierte las alubias, el caldo, el orégano y los copos de guindilla, baja un poco el fuego y cuece despacio durante unos 10 minutos.
3. Baja el fuego al mínimo y añade la *crème fraîche*, el queso cottage, el pimentón ahumado y los tomates. Deja hervir a fuego lento unos 10 minutos. Incorpora las espinacas y remueve hasta que se ablanden. Sazona al gusto. Apaga el fuego y tapa la cacerola.
4. Calienta ½ cucharada de aceite de oliva en una sartén grande a fuego fuerte y pon los filetes de pescado con cuidado, con la piel hacia abajo. Intenta no moverlos durante 2-3 minutos, hasta que la piel se haya dorado y esté crujiente. Dales la vuelta y fríelos por el lado sin piel durante 2 minutos más o hasta que estén bien cocidos (se romperán en escamas fácilmente).
5. Emplata las alubias y dispón encima el abadejo. Como guarnición, añade un puñado de hojas de ensalada variada.

Consejo: Puedes sustituir el abadejo por cualquier otro pescado blanco o por una pechuga de pollo mediana (130 g) cocida o 75 g de dados de tofu frito por ración.

Pasta proteica con espinacas y albahaca

4 RACIONES

30,5 g de proteína • 13 g de fibra • 450 kcal
Preparación: 10 min • Cocción: 15 min

Para el pesto (nota: el casero sabe mejor, pero el de compra te ahorra tiempo. Lo que tú prefieras):
80 g de espinacas
60 g de albahaca
2 dientes de ajo
El zumo y la piel de 1 limón
30 g de queso parmesano o 2 cucharadas de levadura nutricional
50 g de piñones
2 cucharadas de aceite de oliva virgen extra
Copos de guindilla seca
Pasta rica en proteínas, como fettuccine (la necesaria para 4 raciones). Yo utilizo 200 g de fettuccine con edamame y judías mungo de la marca Explore Cuisine

60 g de queso parmesano rallado (o levadura nutricional)
4 puñados grandes de rúcula, para servir

1. Coloca todos los ingredientes del pesto dentro de una batidora y tritura bien hasta obtener una mezcla homogénea. Después, sazónalo y añade un chorrito de agua si fuera necesario.
2. Cuece la pasta siguiendo las instrucciones del paquete (la pasta Explore que menciono en los ingredientes solo necesita 4 o 5 minutos).

3. Vierte la salsa en una sartén y caliéntala a fuego lento. Con unas pinzas, pasa la pasta directamente de la cazuela donde la has hervido a la sartén, de manera que también se añada un poco del agua de cocción. Remueve bien para que la pasta se impregne bien de la salsa y sírvela con el queso rallado y una pizca de copos de guindilla seca, junto con un buen puñado de rúcula.

Fideos con langostinos/ tofu y cacahuetes

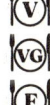

4 RACIONES

Con langostinos: 25 g de proteína • 8 g de fibra • 455 kcal
Con tofu: 21 g de proteína • 8,5 g de fibra • 475 kcal
Preparación: 10 min • Cocción: 10 min

4 nidos de fideos integrales secos (200 g aprox.)
300 g de langostinos cocidos (o 225 g de tofu ahumado firme, cortado en dados y rebozado en 2 cucharadas de maicena)
4 cebolletas cortadas en rodajas finas
100 g de tirabeques
100 g de judías verdes
1 cucharadita de semillas de sésamo, para servir
1 cuña de lima, para servir
1 cucharada de aceite de sésamo

Para la salsa de cacahuetes:
2 cucharadas de salsa de soja (o tamari para una opción sin gluten)
2 cucharadas de vinagre de arroz
1 cucharada de aceite de sésamo
6 cucharadas de crema de cacahuete crujiente
1 cucharada de miel o de sirope de arce
3 dientes de ajo picados
Un trozo de 5 cm de jengibre fresco, rallado
Copos de guindilla roja seca (opcional)

1. Cocina los fideos según las instrucciones del paquete, escúrrelos (guardando un poco del agua de cocción) y resérvalos.

30 g en la cena

2. Cuece al vapor los tirabeques y las judías verdes durante 4-5 minutos hasta que estén al dente.
3. Si usas tofu, fríelo a fuego medio-alto con 1 cucharada de aceite de sésamo, dándole la vuelta con frecuencia hasta que esté crujiente y dorado por todas partes. Resérvalo.
4. Mezcla todos los ingredientes de la salsa de cacahuetes en un bol grande junto con 4 cucharadas del agua que has guardado después de cocer la pasta. Incorpora los fideos a la salsa de cacahuetes junto con los langostinos/tofu cocidos, los tirabeques, las judías verdes y las rodajitas de cebolleta. Remueve bien para que todo se impregne con la salsa.
5. Sírvelo con 1 cucharadita de semillas de sésamo y 1 cuña de lima.

Berenjenas y garbanzos en salsa de tomate

4 RACIONES

Con queso: 27,5 g de proteína • 19 g de fibra • 615 kcal
Con levadura nutricional: 23 g de proteína • 21 g de fibra • 552 kcal
Preparación: 10 min • Cocción: 30 min

1 berenjena grande o 2 pequeñas cortadas en dados
1 cebolla roja grande o 2 pequeñas cortadas en dados
1 pimiento rojo grande o 2 pequeños cortados en dados
2 latas de tomates en conserva troceados
4 dientes de ajo
1 bote de garbanzos
2 cucharaditas de pasta de harissa o una pizca de guindilla roja seca (opcional)
400 g de guisantes congelados
1 bloque de feta u otro queso o 30 g de levadura nutricional (para una opción vegana)
250 g de arroz integral precocido
2 cucharadas de aceite de oliva
2 cucharaditas de comino
2 cucharaditas de pimentón ahumado
Hierbas frescas para servir, como albahaca o perejil

1. Precalienta el horno a 200 °C (180 °C con ventilador).
2. Distribuye los dados de berenjena en una bandeja de horno grande, después esparce el comino por encima y riégalos con el aceite.
3. Remueve con las manos para que se impregne todo bien. Sazónalo con sal y pimienta y hornéalo durante 25-30 minutos hasta que los bordes empiecen a dorarse.

4. Mientras se cuece la berenjena, echa unas pulverizaciones de aceite de oliva en una sartén grande, agrega las cebollas y rehógalas unos minutos hasta que empiecen a estar tiernas. Incorpora los pimientos y el ajo y cocínalos 5 minutos.
5. Añade la harissa y el pimentón ahumado, mezcla bien y vierte los tomates y los garbanzos. Cuécelo a fuego lento durante 15-20 minutos.
6. Agrega los guisantes, remueve y prosigue la cocción 2 minutos más. Mientras, calienta el arroz en una cacerola pequeña o al microondas. Incorpora la berenjena a la mezcla de tomate y garbanzos.
7. Sírvelo sobre un lecho de arroz con un poco de feta desmenuzado por encima (o un poco de levadura nutricional) y las hierbas frescas.

Fajitas de viernes

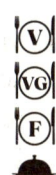

PARA 2 FAJITAS GRANDES, 1 POR PERSONA

Con langostinos: 27 g de proteína • 8 g de fibra • 481 kcal
Con tempeh: 23,5 g de proteína • 11,3 g de fibra • 490 kcal
Preparación: 15 min • Cocción: 15 min

2 pimientos sin semillas y cortados en tiras finas
1 cebolla roja cortada en juliana
3 dientes de ajo picados
1 cucharada de aceite de oliva
2 tortillas integrales
½ aguacate pequeño cortado en rodajas
2 cucharadas colmadas de yogur o crema agria
Para acompañar: tomates en dados, hojas de cilantro fresco, cuñas de lima, col lombarda en juliana

Si usas langostinos:
16 langostinos crudos (unos 165 g), sin el hilo intestinal
½ cucharada de aceite de oliva
½-1 cucharada de guindilla en polvo (¡al gusto!)
½ cucharadita de comino
½ cucharadita de ajo granulado o en polvo

Si usas tempeh (opción vegana):
1 bloque (de 200 g) de tempeh, rallado con los agujeros más grandes de un rallador
1 cucharada de aceite
1 cucharada de salsa tamari o de soja
1 cucharada de zumo de lima

1. Precalienta el horno a 200 °C (180 °C con ventilador).
2. Mezcla los pimientos y la cebolla con el ajo, sal, pimienta y el aceite de oliva en un bol grande. Extiéndelo en una bandeja de horno (o dos) y cocínalo durante 10-12 minutos.
3. Mientras, mezcla los langostinos con un poco de aceite de oliva, la guindilla en polvo suave, el comino, el ajo granulado y sal.
4. Si usas tempeh, calienta 1 cucharada de aceite en una sartén antiadherente grande a fuego más bien alto. Incorpora el tempeh rallado intentando formar una sola capa y fríelo durante 2 minutos sin remover. Luego, sigue cocinándolo durante 10-14 minutos, removiendo con frecuencia hasta que esté bien dorado y crujiente. Ponlo sobre papel de cocina para que absorba el exceso de aceite, y luego pásalo a un bol y sazónalo con sal, la salsa de soja/tamari y el zumo de lima. Resérvalo.
5. Saca las cebollas y pimientos del horno pasados 10-12 minutos, remuévelo y apártalo a un lado de la bandeja. Dispón los langostinos en el otro lado y vuelve a poner la bandeja en el horno. Hornéalo otros 10 minutos o hasta que los langostinos estén bien cocidos.
6. Sirve los langostinos (o el tempeh) en las tortillas calientes con las verduras asadas, unas láminas de aguacate, tomates en dados, una cucharada de yogur griego, un chorrito de lima, un poco de col lombarda en juliana y un poco de cilantro.
7. Quedan bastante grandes, así que tendrás que apretar bien los ingredientes dentro de la tortilla y quizá partir las fajitas por la mitad para poder comerlas mejor.

Curri rojo tailandés con pescado o tofu

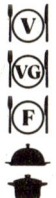

4 RACIONES

Con pescado: 29 g de proteína • 7,5 g de fibra • 605 kcal
Con tofu: 27,5 g de proteína • 7,5 g de fibra • 650 kcal
Preparación: 15 min • Cocción: 25 min

1-4 cucharadas de pasta de curri rojo tailandés*
1 cucharada de aceite de coco (o el aceite que prefieras)
3 dientes de ajo picados
Un trozo de 5 cm de jengibre fresco, rallado fino
4 cebolletas cortadas en rodajas finas
1 lata de leche de coco entera
2 cucharaditas de sirope de arce
1 cubito de caldo vegetal
100 g de minimazorcas de maíz
100 g de judías verdes redondas
100 g de tirabeques
100 g de guisantes sugar snap
500 g de pescado blanco sin piel (yo uso bacalao), cortado en trozos del tamaño de un bocado, o 2 bloques de tofu, cortados en dados y rebozados en maicena
250 g de arroz integral precocido (equivale a 100 g de arroz integral sin cocer)
Cilantro, para servir
Ralladura de lima

---

* La cantidad dependerá de lo picante que te guste el curri y también del tipo de pasta que compres; la pasta tailandesa auténtica es más picante que las versiones de supermercado.

Copos de guindilla roja seca (opcional)
1 cucharada de salsa de pescado (opcional)

1. Si utilizas tofu, fríelo con un poco de aceite en una sartén pequeña hasta que se dore. Resérvalo.
2. Calienta una cacerola mediana y añade el aceite de coco, el ajo, el jengibre y tres de las cebolletas en rodajas. Sofríelo todo durante un par de minutos. Añade la pasta de curri hasta formar una especie de mezcla de cebolla-jengibre-ajo-curri. Calienta esta mezcla, removiendo para que no se pegue, durante un par de minutos hasta que empiece a chisporrotear.
3. A continuación agrega la leche de coco, removiendo con frecuencia, y llévalo a ebullición. Rellena la lata de coco vacía con agua hasta aproximadamente un cuarto y viértela en la cacerola. Incorpora el sirope de arce, el cubito de caldo, la ralladura de lima y la salsa de pescado (si la usas), y remueve bien.
4. Mientras hierve a fuego lento, añade las verduras y cocínalas 5 minutos. Si usas bacalao, añádelo ahora y prosigue la cocción 5-10 minutos hasta que el pescado esté bien cocido y se rompa en escamas. Prueba la salsa de coco al curri y, si la quieres más picante, agrega unos copos de guindilla seca.
5. Calienta el arroz siguiendo las instrucciones del paquete. Sírvelo todo en boles, añadiendo encima el tofu o el bacalao, y decóralo con unas hojas frescas de cilantro y las rodajitas restantes de cebolleta.

Consejo: Puedes añadir cualquier otra verdura que te guste; esta receta admite casi todo.

Gado gado con tempeh

2 RACIONES

30 g de proteína • 10,5 g de fibra • 477 kcal
Preparación: 15 min • Cocción: 15 min

100 g de patatas nuevas cortadas por la mitad
160 g de judías verdes
2 huevos
100 g de tempeh cortado en tiras de 2 cm
1 cucharada de aceite de coco o de oliva
2 cucharadas de salsa de soja (o tamari para una opción sin gluten)
1 cucharadita de copos de guindilla seca
160 g de tomates cherry cortados por la mitad
160 g de pepino, cortado en rodajas y en dados
160 g de zanahoria cortada en juliana (haz primero tiras finas con un pelador)
Un manojo pequeño de cilantro picado

Para la salsa:
2 cucharadas de crema de cacahuete
El zumo de media lima
60 ml de agua caliente
2 cucharadas de salsa de soja o tamari
2 cucharaditas de sirope de arce

1. Hierve las patatas en una cacerola durante 10 minutos hasta que estén cocidas. Añade las judías verdes y déjalas 3 minutos más. Escúrrelo.
2. Hierve los huevos durante 7 minutos, pásalos por un chorro de agua fría y pélalos.

3. Calienta el aceite en una sartén grande y fríe las tiras de tempeh durante unos minutos por cada lado hasta que estén doradas y crujientes. Incorpora la salsa de soja o tamari y los copos de guindilla, sofríelo un minuto más y apártalo del fuego.
4. Mezcla todos los ingredientes de la salsa en un bol pequeño.
5. Dispón todas las verduras en una fuente con el tempeh frito y los huevos partidos por la mitad encima. Riégalo con la salsa y esparce el cilantro por encima.

Pasta con guisantes y puerros

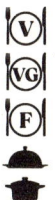

2 RACIONES GENEROSAS

30,5 g de proteína • 13,5 g de fibra • 480 kcal
Preparación: 10 min • Cocción: 20 min

3 puerros cortados en rodajas finas
5 dientes de ajo picados
150 g de guisantes congelados
125 g de pasta proteica (yo utilizo fettuccine con edamame y judías mungo; ver detalles en la p. 45)
300-500 ml de caldo de verduras
30 g de queso parmesano rallado (o 1 cucharada de levadura nutricional para una versión vegana)

Para la salsa:
50 g de espinacas frescas
15 g de albahaca (y unas hojas más para decorar)
1 cucharada colmada de yogur griego o de soja
El zumo de medio limón
Un chorrito de leche

1. Calienta unas pulverizaciones de aceite de oliva en una sartén grande a fuego medio y saltea ligeramente los puerros hasta que estén tiernos. Añade el ajo y saltéalo un minuto más. Vierte el caldo de verduras y la pasta, remueve bien y déjalo cocer a fuego lento unos minutos hasta que la pasta esté casi cocida (el tiempo exacto dependerá de la pasta que hayas elegido).
2. Mientras, pon los ingredientes de la salsa en una batidora, salpimienta y tritura hasta que quede uniforme.

3. Cuando la pasta esté casi cocida, vierte en la sartén la salsa y los guisantes congelados. Remueve bien para que la salsa se caliente y sazona. Añade el parmesano (o la levadura nutricional).
4. Sirve la pasta en dos boles y añade un último toque de pimienta negra y las hojas de albahaca reservadas para decorar.

Martes de tacos

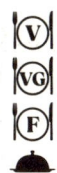

4 RACIONES

Pavo: 32,5 g de proteína • 9,5 g de fibra • 462 kcal
Tempeh: 31 g de proteína • 13,5 g de fibra • 483 kcal
Preparación: 15 min • Cocción: 25 min

250 g de carne picada de pavo o tempeh rallado
2 cucharaditas de comino molido
½ cucharadita de copos de guindilla
1 cebolla roja cortada en juliana fina
1 pimiento rojo grande cortado en tiras finas
1 pimiento amarillo grande cortado en tiras finas
400 g de alubias negras en conserva, escurridas y aclaradas
1 cucharada de zumo de lima
Un puñado de hojas de cilantro fresco picadas, y un poco más para decorar
8 minitortillas, calentadas o tostadas
1 aguacate chafado
80 g de espinacas tiernas
2 zanahorias pequeñas ralladas
1 cucharada de yogur griego o de soja 0 %, para servir

1. Calienta unas pulverizaciones de aceite de oliva virgen extra en una sartén antiadherente grande a fuego medio. Añade el pavo (o el tempeh rallado, si lo usas) con el comino y los copos de guindilla y fríelo, rompiendo la carne con la cuchara y removiendo de vez en cuando, durante 5-10 minutos o hasta que esté dorado y bien cocido. Pásalo a un plato y resérvalo.
2. Baja el fuego. Añade unas pulverizaciones más de aceite a la misma sartén y sofríe la cebolla durante 5 minutos o hasta

que esté transparente. Incorpora los pimientos y prosigue la cocción, removiendo de vez en cuando, durante 6-7 minutos. Añade las alubias negras y déjalo 2 minutos más, hasta que se hayan calentado. Por último, incorpora el zumo de lima y el cilantro y remueve.
3. Pon dos tortillas en cada plato. Reparte en cada una el aguacate, las espinacas, la zanahoria rallada, la mezcla de alubias negras y el pavo/tempeh. Sirve los tacos —2 por persona— con una cucharada de yogur y un poco más de cilantro por encima.

Consejo: Puedes sustituir el pavo por la misma cantidad de carne magra picada de ternera.

Lubina crujiente con ratatouille y berenjenas asadas

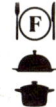

2 RACIONES

42 g de proteína • 12 g de fibra • 570 kcal
Preparación: 15 min • Cocción: 35 min

1 berenjena cortada en dados
2 cebollas rojas cortadas en dados
2 pimientos rojos cortados en dados
2 calabacines cortados en dados
1 guindilla roja sin semillas y cortada en rodajitas
680 g de puré de tomate
2 dientes de ajo picados
1 cucharada de concentrado de tomate
Hojas de albahaca fresca
200 ml de caldo de verduras
Vinagre balsámico
30 g de queso parmesano por persona
2 filetes de lubina

1. Precalienta el horno a 200 °C (180 °C con ventilador).
2. Extiende los dados de berenjena en una bandeja de horno, pulveriza con aceite de oliva, sazona al gusto y hornéala durante 20-25 minutos hasta que los bordes empiecen a dorarse.
3. Mientras, rehoga la cebolla y la guindilla en una sartén grande con el resto del aceite de oliva y una pizca de sal hasta que estén tiernas y transparentes. Añade el resto de las verduras picadas, el concentrado de tomate y el ajo, y cocínalo 10-15 minutos. Saca la berenjena del horno y resérvala.

4. Añade a la sartén el puré de tomate y el caldo de verduras, sazona con sal y pimienta negra, y déjalo cocer a fuego lento entre 30 y 35 minutos a fuego medio-bajo, hasta que espese. Incorpora las hojas de albahaca troceadas y un chorrito de vinagre balsámico y salpimenta de nuevo si fuera necesario. Cuando se cumpla el tiempo, dispón la berenjena por encima.
5. Seca bien los filetes de lubina y sazónalos con sal. Fríelos con la piel hacia abajo durante 3 minutos hasta que estén crujientes. Luego, dales la vuelta y repite el proceso hasta que estén bien cocidos.
6. Reparte la ratatouille en dos boles, espolvorea el parmesano rallado y coloca el filete de lubina encima.

Bol de quinoa crujiente al estilo asiático

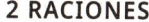

2 RACIONES

29 g de proteína • 10,5 g de fibra • 580 kcal
Preparación: 15 min

125 g de quinoa precocida
100 g de tofu ahumado firme, rallado (en esta receta uso el de la marca Taifun)
100 g de col lombarda en juliana
4 cebolletas cortadas en rodajas finas (guarda la parte verde para servir)
1 zanahoria mediana rallada
100 g de edamame
Un manojo de cilantro (15 g) picado
100 g de mango cortado en dados
30 g de cacahuetes salados picados, para servir
Copos de guindilla roja seca (opcional)
Unas ramitas más de cilantro, para servir

Para el aliño:
2 cucharadas de crema de cacahuete sin textura
2 cucharadas de salsa de soja (o tamari)
2 cucharadas de sirope de arce
El zumo de 1 lima
Un trozo de 5 cm de jengibre fresco, rallado
1 diente de ajo picado

1. Pon todos los ingredientes del aliño en un bol pequeño con 1-2 cucharadas de agua caliente y bátelo bien para mezclarlos.

2. Calienta la quinoa en una sartén durante un par de minutos (o déjala fría si prefieres) y échala en un bol grande junto con el resto de los ingredientes de la ensalada. Vierte el aliño por encima y mézclalo muy bien para que la ensalada se impregne. Sírvela con los cacahuetes troceados, unas ramitas de cilantro, la parte verde reservada de las cebolletas y unos copos de guindilla (si usas).

Ternera glaseada con arroz crujiente

4 RACIONES

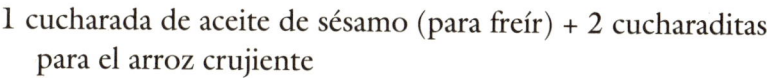

31 g de proteína • 9 g de fibra • 500 kcal
Preparación: 15 min • Cocción: 30 min

1 cucharada de aceite de sésamo (para freír) + 2 cucharaditas para el arroz crujiente
400 g de carne magra de ternera picada
1 cucharadita de ajo granulado o en polvo
1 cucharadita de pimentón ahumado
1 cebolla roja cortada en juliana fina
1 pimiento rojo cortado en dados
4 cebolletas cortadas en rodajas finas
150 g de verduras variadas congeladas
1 brócoli (de unos 250 g) cortado en ramitos pequeños
500 g de arroz integral precocido (equivale a 200 g de arroz integral sin cocer)
2 cucharaditas de aceite de guindilla crujiente
1 cucharada + 2 cucharaditas de salsa de soja o tamari
4 cucharaditas de semillas de sésamo

Para el glaseado de sirope de arce:
4 cucharadas de salsa barbacoa
3 cucharadas de sirope de arce
1 cucharada de salsa de soja o tamari
2 cucharadas de vinagre de arroz
1 cucharada de concentrado de tomate

1. Precalienta el horno a 200 °C (180 °C con ventilador).

2. Mezcla en un bol pequeño los ingredientes del glaseado y resérvalo.
3. Distribuye el arroz de manera uniforme en una bandeja de horno grande y añade el aceite de guindilla crujiente, 2 cucharaditas de aceite de sésamo y 2 cucharaditas de salsa de soja. Mézclalo bien con el arroz y hornea durante 30 minutos, removiendo a media cocción para que se cocine de manera uniforme. Cuando esté crujiente, sácalo del horno.
4. Calienta unas pulverizaciones de aceite de oliva en una sartén y cocina la ternera durante 5-7 minutos hasta que esté dorada y empiece a ponerse crujiente. Condiméntala con el ajo granulado, el pimentón ahumado, sal y pimienta. Cocínala un minuto más, removiendo para que se mezcle todo bien. Baja el fuego y añade la mitad del glaseado de sirope de arce, remueve bien para que la ternera se impregne y reserva.
5. Limpia la sartén con papel de cocina, añade 1 cucharada de aceite de sésamo y ponla a fuego medio. Echa la cebolla, la cebolleta y el pimiento, y sofríelo 3-4 minutos hasta que empiecen a ablandarse; agrega entonces la mezcla de verduras variadas, el brócoli y 1 cucharada de salsa de soja. Saltéalo 5 minutos y agrega el resto de la salsa de sirope de arce y la ternera cocida. Prosigue la cocción 5 minutos más o hasta que la ternera esté muy caliente y las verduras estén cocidas pero aún al dente.
6. Sírvelo sobre un lecho de arroz crujiente y esparce semillas de sésamo por encima.

Bandeja de fettuccine con berenjena y feta

4 RACIONES

43 g de proteína • 21 g de fibra • 579 kcal
Preparación: 10 min • **Cocción:** 45 min

1 berenjena grande cortada en dados de 2 cm
6 dientes de ajo
400 g de tomates cherry
½ cucharadita de copos de guindilla roja seca
1 cucharadita de orégano seco
5 cucharadas de aceite de oliva
2 cucharadas de vinagre de vino tinto
1 bloque (de 200 g) de feta o feta vegano
200 g de fettuccine proteicos (yo utilizo los de edamame y judías mungo de la marca Explore Cuisine; ver detalles en la p. 45)
40 g de albahaca fresca

1. Precalienta el horno a 200 °C (180 °C con ventilador).
2. Pon la berenjena en una fuente para el horno grande con el ajo, los tomates cherry, los copos de guindilla y casi todo el orégano seco. Sazónalo todo generosamente y riégalo con 4 cucharadas de aceite de oliva y el vinagre de vino tinto. Amásalo con las manos para que la berenjena se impregne bien.
3. Inserta el feta en medio de todos los ingredientes, riégalo con la cucharada restante de aceite de oliva, esparce el resto del orégano seco y pon la fuente en el horno. Hornea durante 40-45 minutos, hasta que las verduras se hayan asado y el feta esté dorado por los bordes.

4. Cuando las verduras estén casi listas, pon a hervir agua con sal en una olla.
5. Cuece la pasta siguiendo las instrucciones del paquete. Trocea las hojas de albahaca.
6. Cuando la pasta esté casi lista, saca la fuente del horno. Toma de la olla unos 200 ml del agua de cocción, échala en la bandeja y remuévelo todo muy bien, desmenuzando además el feta.
7. Escurre la pasta, viértela en la bandeja y remueve una vez más hasta que todo esté bien incorporado.
8. Esparce por encima la albahaca fresca y sirve enseguida.

Garbanzos con harissa y salmón/tofu frito

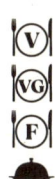

2 RACIONES

Con salmón: 41 g de proteína • 12,5 g de fibra • 488 kcal
Con tofu: 44 g de proteína • 15 g de fibra • 508 kcal
Preparación: 15 min • Cocción: 30-40 min

1 cucharadita de pasta de harissa
1 cebolla blanca mediana cortada en daditos
1 zanahoria mediana cortada en daditos
1 rama de apio cortada en daditos
3 dientes de ajo picados
1 bote de garbanzos, escurridos y aclarados
400 ml de caldo de verduras
2-3 cucharadas de levadura nutricional o 50 g de parmesano rallado
Una bolsa pequeña de rúcula

Una proteína a escoger:
2 filetes de salmón, lavados y bien secados con papel de cocina
1 bloque (de 225 g) de tofu firme ahumado, cortado en dados, bien secado con papel de cocina y rebozado con 1 cucharada de salsa de soja (o tamari) y 2 cucharadas de levadura nutricional, además de abundante pimienta negra

1. Calienta unas pulverizaciones de aceite de oliva en una sartén antiadherente mediana y saltea la cebolla, la zanahoria, el apio y el ajo con una buena pizca de sal durante 5-10 minutos hasta que empiece a estar tierno.
2. Vierte los garbanzos y el caldo de verduras, así como la pasta de harissa y 2 cucharadas de levadura nutricional (si la usas).

Remueve para incorporarlo todo bien. Cuando empiece a burbujear, baja el fuego y déjalo cocer a fuego lento durante 15-20 minutos o hasta que el líquido empiece a espesar.
3. Mientras, prepara la proteína.

    Salmón: Pon una sartén pequeña a fuego medio con unas pulverizaciones de aceite. Haz 3-4 cortes ligeros en la piel del salmón y pon los filetes en la sartén con la piel hacia abajo. Fríelos durante 4-5 minutos hasta que estén dorados y crujientes; luego, dales la vuelta y continúa friendo hasta que estén cocidos y se rompan en escamas fácilmente.

    Tofu: Precalienta el horno a 200 °C (180 °C con ventilador). Extiende el tofu en una bandeja forrada con papel de horno (lo ideal es utilizar un tapete de silicona, porque quedará extracrujiente). Hornéalo en la parte superior del horno durante 20 minutos; luego dales la vuelta a los dados de tofu y hornea otros 20 minutos.
4. Apaga el fuego de la sartén. Agrega el parmesano (si lo usas) o la última cucharada de levadura nutricional y remueve bien; conseguirás un caldo espeso y con un agradable sabor a queso. Pruébalo y sazónalo al gusto antes de servirlo con la proteína que hayas escogido y una buena guarnición de rúcula.

CAPÍTULO 10

Batidos, picoteos y extras

En todas las recetas de batidos utilizo leche de soja sin azúcares añadidos (incluida en el desglose nutricional), porque es rica en proteínas, tiene un perfil nutricional muy similar al de la leche de vaca (pero es adecuada para vegetarianos) y tiene propiedades que reducen el colesterol, lo que es bueno para la salud metabólica. Puedes cambiarla por la leche que prefieras (pero ten en cuenta que el perfil proteico puede cambiar; consulta la tabla siguiente) y añade más o menos cantidad en función de cómo te gusten los batidos, más líquidos o más espesos. Añadir cubitos de hielo (si tu batidora es lo bastante potente para triturarlos) ayuda a que el batido quede más suave, cremoso y espeso, si lo prefieres.

Todas las recetas se preparan en 5-10 minutos y el método es siempre el mismo: introduce todos los ingredientes en una batidora de alta velocidad y tritúralos hasta obtener una consistencia uniforme. Luego solo tienes que verterlo en un vaso. Lo mejor es beberlo enseguida, pero no lo ingieras de un trago: intenta saborear el batido como si fuera una comida.

Perfiles proteicos de diferentes leches

	Por cada 100 ml		
	Calorías	Proteínas	Fibra
Leche desnatada de vaca	34	3,5 g	0 g
Leche de vaca semidesnatada	46	3,5 g	0 g
Leche de vaca entera	79	4,2 g	0 g
Leche de avena	24	0,4 g	0,3 g
Leche de guisantes	25	2, g	0,1 g
Leche de almendras	15	0,5 g	0,3 g
Leche de soja	26	3-5 g (según la marca)	0,5 g

En la parte que he dedicado a los panes, verás que siempre recurro a los panes que no requieren amasado (o solo un amasado mínimo), porque son rápidos de preparar y no exigen mucho esfuerzo ni virguerías técnicas, como el tiempo de leudado. El pan de queso cottage es uno de mis favoritos de siempre y tremendamente versátil; puedes añadirle nueces, semillas o frutos rojos para darle un toque dulce, o dejarlo salado como se indica en la receta.

Las recetas de un vistazo

Batidos

Sin proteína en polvo

Batido de proteínas con chips de chocolate
(1 ración) p. 247

Superbatido de frutas del bosque (1 ración) p. 247

Batido de caramelo salado (1 ración) p. 248

Batido de lima y jengibre (1 ración) p. 248

Batido energético morado (1 ración) p. 249

Con proteína en polvo

Batido de arándanos y chía (1 ración) p. 250

Batido de melocotón y nata (1 ración) p. 250

Batido superverde (1 ración) p. 251

Batido verde de mango (1 ración) p. 251

Batido de moras y manzana (1 ración) p. 252

Batido de arándanos y crema de cacahuete
(1 ración) p. 252

Batido de chocolate y cacahuete (1 ración) p. 253

Panes, bagels, panes planos, tortillas y galletas saladas

Pan de queso cottage p. 254

Bagels de proteínas dos ingredientes p. 255

Pan plano con semillas p. 256

Tortillas verdes de harina de garbanzos p. 257

Crackers de semillas p. 258

Dulces y picoteos

Bizcocho de limón, arándanos y semillas de amapola p. 260

Barritas de nueces pecanas, plátano y dátiles p. 262

Yogur helado de pistacho p. 263

Ensaladas ricas en fibra

Ensalada en cinco minutos p. 264

Ensalada templada de comino, garbanzos y tomate p. 265

Ensalada templada de verduras asadas p. 266

Batidos sin proteína en polvo

Batido de proteínas con chips de chocolate

1 RACIÓN

31 g de proteína • 7,5 g de fibra • 425 kcal

1 plátano pequeño congelado (o bien un plátano fresco + 2-3 cubitos de hielo)
150 ml de leche de soja sin azúcares añadidos
10 g de chocolate negro
1 cucharada de crema de cacahuete (o de semillas)
100 g de tofu sedoso
20 g de semillas de lino molidas

Superbatido de frutas del bosque

1 RACIÓN

32,5 g de proteína • 11 g de fibra • 400 kcal

1 cucharada de copos de avena (o una alternativa, ver p. 96)
1 cucharada de semillas de chía
200 g de yogur griego o de soja 0 %
175 ml de la leche que prefieras
10 g de crema de frutos secos
100 g de frutos rojos variados congelados o frescos (fresas, moras, arándanos, frambuesas, grosellas, etc.)

1 cucharadita de sirope de arce para endulzar (opcional, no incluido en el desglose nutricional)

Batido de caramelo salado

1 RACIÓN

32 g de proteína • 10,5 g de fibra • 480 kcal

250 ml de la leche que prefieras
100 g de yogur griego o de soja 0%
30 g de semillas de cáñamo peladas (o semillas de calabaza)
1 dátil medjool sin hueso
15 g de cacao en polvo
½ cucharadita de canela
1 plátano pequeño congelado (o un plátano fresco + 2-3 cubitos de hielo)
Una pizca de sal marina

Batido de lima y jengibre

1 RACIÓN

29,5 g de proteína • 8 g de fibra • 433 kcal

250 ml de la leche que prefieras
1 plátano pequeño congelado (o un plátano fresco + 2-3 cubitos de hielo)
150 g de yogur griego o de soja 0%
Un puñado grande de espinacas congeladas

30 g de copos de avena (o una opción sin gluten como los copos de quinoa)
El zumo de ½ lima
Un trocito de jengibre fresco
1 dátil medjool (o 1 cucharada de sirope de arce)

Batido energético morado

1 RACIÓN

23,5 g de proteína • 8 g de fibra • 426 kcal

250 ml de la leche que prefieras
1 plátano pequeño congelado (o un plátano fresco + 2-3 cubitos de hielo)
150 g de arándanos congelados o frescos
1 cucharada de crema de cacahuete o de semillas
1 cucharada de semillas de calabaza
100 g de tofu sedoso (o 20 g de proteína en polvo)
¼ de cucharadita de cardamomo molido (opcional)

Batidos con proteína en polvo

Utiliza la proteína en polvo que prefieras (consulta algunas ideas en la p. 34). Yo prefiero las variedades sin sabor, que contienen alrededor de 20 g de proteína por ración.

Batido de arándanos y chía

1 RACIÓN

30 g de proteína • 10 g de fibra • 361 kcal

100 g de arándanos congelados
25 g de proteína en polvo
1 cucharada de semillas de chía
300 ml de leche de soja sin azúcares añadidos
2 dátiles medjool

Batido de melocotón y nata

1 RACIÓN

40 g de proteína • 4 g de fibra • 345 kcal

100 g de melocotón congelado
100 g de yogur griego o de soja 0 %
250 ml de la leche que prefieras
25 g de proteína en polvo
1 cucharada de crema de cacahuete
½ cucharadita de extracto de vainilla

Batido superverde

1 RACIÓN

30,7 g de proteína • 7,2 g de fibra • 411 kcal

250 ml de la leche que prefieras
1 plátano pequeño congelado (o un plátano fresco + 2 -3 cubitos de hielo)
20 g de copos de avena (o una opción sin gluten como los copos de quinoa)
Un puñado de kale
Un puñado de espinacas
20 g de proteína en polvo
½ pera pequeña
El zumo de medio limón

Batido verde de mango

1 RACIÓN

27 g de proteína • 9 g de fibra • 500 kcal

1 puñado grande (30 g) de espinacas tiernas
250 ml de agua de coco
25 g de proteína en polvo
1 cucharada de jengibre fresco rallado
100 ml de leche de coco entera (de lata, no de brik)
El zumo de 1 lima
100 g de mango congelado
25 g de semillas de lino molidas

Batido de moras y manzana

1 RACIÓN

35 g de proteína • 9 g de fibra • 477 kcal

80 g de manzana troceada
80 g de moras
250 ml de la leche que prefieras
25 g de proteína en polvo
30 g de copos de avena gruesos
1 cucharada de crema de cacahuete
10 g de semillas de calabaza
¼ de cucharadita de canela

Batido de arándanos y crema de cacahuete

1 RACIÓN

33 g de proteína • 11 g de fibra • 500 kcal

150 ml de la leche que prefieras
150 g de arándanos congelados o frescos
1 plátano pequeño (80 g)
25 g de proteína en polvo
2 cucharadas de crema de cacahuete
1 cucharada de semillas de chía
1 cucharada de sirope de arce

Batido de chocolate y cacahuete

1 RACIÓN

32 g de proteína • 4,5 g de fibra • 395 kcal

300 ml de la leche que prefieras
1 plátano pequeño (80 g) congelado
25 g de proteína en polvo
1 cucharada de crema de cacahuete
1 cucharada (10 g) de nibs de cacao o pepitas de chocolate negro

Panes, bagels, panes planos, tortillas y galletas saladas

Pan de queso cottage

APROX. 9 REBANADAS

**9 g de proteína por rebanada • 5,5 g de fibra • 164 kcal
Preparación: 10 min • Cocción: 45 min**

200 g de copos de avena
300 g de queso cottage entero (o yogur griego 2 % o ricotta)
50 g de semillas variadas
20 g de levadura nutricional (opcional)
2 cucharadas de cáscara de psyllium o semillas de lino molidas
¼ de cucharadita de sal
2 huevos
1 cucharadita de levadura
Romero fresco (opcional)

1. Precalienta el horno a 200 °C (180 °C con ventilador).
2. Con las manos húmedas (así la masa no se pegará), mezcla los ingredientes en un bol y dale forma de hogaza alargada. Si usas romero, presiónalo en la parte superior.
3. Hornéalo 45 minutos en una bandeja de horno o molde rectangular. Cuando esté bien dorado en la parte superior, sácalo, deja que se enfríe y corta en rebanadas.

Consejo: Como no lleva conservantes, este pan no se conservará fresco durante mucho tiempo. Se puede congelar (recuerda cortarlo en rebanadas antes), lo que, además de prolongar la vida útil, aumenta su contenido en fibra (ver p. 40 para recordar los beneficios del almidón resistente).

Bagels de proteínas de dos ingredientes

PARA 4 UNIDADES

10 g de proteína • 4,5 g de fibra • 180 kcal

150 g de harina integral con levadura
220 g de yogur griego 0 % (o la misma cantidad de queso cottage entero o ricotta)
Un poco de leche para glasear

1. Precalienta el horno a 200 °C (180 °C con ventilador).
2. Con las manos ligeramente húmedas, mezcla el yogur con la harina en un bol mediano hasta formar una masa. Divídela en cuatro porciones más o menos iguales. Forma una bola con cada porción y aplánalas un poco. Hazles un agujero en el centro con el pulgar y dales forma de bagel.
3. Píntalos con leche y esparce por la parte superior mi mezcla casera de semillas para bagels (ver punto 4). Presiona un poco para que queden bien adheridas. Hornéalos durante 25-30 minutos o hasta que la parte superior empiece a dorarse.
4. Para la mezcla casera de semillas para bagels, mezcla 1 cucharadita de cada de semillas de amapola, ajo granulado o en polvo, semillas de sésamo negro, semillas de sésamo blanco y una pizca generosa de sal. Puedes conservarlo hasta un mes en un tarro hermético.

Pan plano con semillas

PARA 6 UNIDADES

3,5 g de proteína • 3 g de fibra • 143 kcal

120 g de harina integral con levadura
120 ml de agua
2 cucharadas de aceite de oliva
2 cucharadas de semillas variadas (por ejemplo, girasol, de lino molidas, sésamo y amapola)
Una pizca generosa de sal

1. Pon todos los ingredientes, salvo las semillas, en un bol y mezcla bien. Enharina ligeramente la encimera de la cocina. Trabaja la masa durante 5 minutos hasta que quede lisa y elástica.
2. Pon la masa de nuevo en el bol, tápala con un paño de cocina y déjala reposar 15 minutos.
3. Divide la masa en seis porciones iguales y extiende cada una hasta que tenga aproximadamente 1 cm de grosor, utilizando un poco de harina para evitar que la masa se pegue.
4. Reparte las semillas por encima de los panes planos y presiona para que se adhieran a la masa. Cuécelos en seco en una sartén muy caliente durante 1-2 minutos por cada lado hasta que estén bien dorados. Mejor comerlos calientes.

Tortillas verdes de harina de garbanzos

PARA 2 UNIDADES

15 g de proteína • 8 g de fibra • 250 kcal

La harina de garbanzos es una harina sin gluten que se vende en internet y en tiendas de productos naturales de buena calidad; incluso empieza a encontrarse en algunos supermercados. Desde luego, vale la pena buscarla en caso de celiaquía o sensibilidad al gluten.

60 g de espinacas
100 g de harina de garbanzos
2 cucharadas de semillas de lino molidas
5 cucharadas de agua

1. Pon todos los ingredientes en una batidora, sazona y tritura hasta obtener una mezcla homogénea. Calienta unas pulverizaciones de aceite de oliva en una sartén a fuego medio, vierte la mitad de la masa y cocínala durante 2 minutos hasta que la base se haya dorado. Entonces, dale la vuelta y dórala por el otro lado. Repite el proceso con el resto de la masa. Acompáñala de tus proteínas favoritas (encontrarás algunas ideas en la p. 72) y una ensalada ¡y a comer!

Crackers de semillas

Crujientes, siempre apetecibles y ricas en fibra: no se le puede pedir más a una galleta cracker. Para darle sabor a queso, le he añadido levadura nutricional a esta receta que se ha vuelto viral en las redes sociales.

200 g de espinacas tiernas
Copos de levadura nutricional (si no tienes, no hace falta que le pongas)
125 g de semillas variadas
35 g de semillas de lino molidas
35 g de semillas de chía
35 g de semillas de cáñamo
Las hierbas secas que prefieras (por ejemplo, romero, estragón u orégano)

1. Precalienta el horno a 160 °C (140 °C con ventilador).
2. Pon las espinacas y la levadura nutricional en una batidora con 125 ml de agua. Tritura hasta obtener una pasta.
3. En un bol mediano mezcla las semillas variadas junto con las de lino, las de chía y las de cáñamo. Agrega la pasta de espinacas, sal, pimienta y las hierbas secas que uses, y remueve para mezclarlo todo bien. Déjalo reposar 10 minutos.
4. Extiende papel de horno en la encimera. Vierte la mezcla encima y ve presionando con las manos hasta obtener una lámina fina de unos 0,5 cm de grosor. Como mejor resulta es colocando otra hoja de papel de horno encima y pasando un rodillo para que quede lo más fina y uniforme posible. Pásala a una bandeja de horno y retira la hoja de papel sulfurizado que has puesto sobre la masa, pero conservando la de debajo.
5. Hornea durante 30-45 minutos hasta que la parte superior esté dorada. Ten cuidado de que no se queme, sobre todo

por los bordes. Según el grosor de la masa, tal vez sea necesario quitar el papel de horno de la parte inferior, dar la vuelta a la masa y hornearla por el otro lado para que quede crujiente al máximo.

6. Cuando tenga el color deseado, sácala del horno y deja que se enfríe por completo. Luego, rómpela en trozos uniformes del tamaño de crackers y disfrútalas con tus acompañamientos preferidos. Se conservarán en un recipiente hermético al menos cinco días.

Dulces y picoteos

Bizcocho de limón, arándanos y semillas de amapola

9 PORCIONES

9 g de proteína • 3 g de fibra • 185 kcal

200 g de yogur griego o de soja 0 %
50 g de crema de cacahuete
3 cucharadas de sirope de arce
2 cucharadas de la leche que prefieras
1 cucharada de zumo de limón
1 cucharada de extracto de vainilla
2 huevos
150 g de harina de avena (solo tienes que triturar copos de avena normales con una batidora o robot de cocina)
1 cucharada de semillas de amapola
50 g de almendra molida
1 cucharadita de levadura
1 cucharadita de bicarbonato de soda
200 g de arándanos frescos o congelados

1. Precalienta el horno a 180 °C (160 °C con ventilador).
2. Mezcla en un bol grande el yogur, la crema de cacahuete, el sirope de arce, los huevos, la leche, el zumo de limón y la vainilla.
3. Agrega la harina de avena, la almendra molida, la levadura y el bicarbonato, y mézclalo todo bien hasta formar una masa.
4. Por último, incorpora los arándanos y las semillas de amapola, y vierte la masa en un molde alto rectangular forrado con papel de horno.

5. Hornéalo durante 15 minutos, y luego cúbrelo con papel de aluminio o papel de horno y prosigue la cocción entre 30 y 40 minutos más. Deja que se enfríe antes de cortarlo. Queda delicioso acompañado de una buena cucharada de yogur y unos frutos rojos más.

Barritas de nueces pecanas, plátano y dátiles

PARA 9 UNIDADES

5,5 g de proteína • 3,5 g de fibra • 260 kcal

100 g de nueces pecanas
100 g de nueces
50 g de pipas de girasol
50 g de semillas de calabaza
5 dátiles medjool (sin hueso)
1 plátano grande
1 cucharada de aceite de coco
½ cucharadita de canela

1. Precalienta el horno a 200 °C (180 °C con ventilador).
2. Pon todos los frutos secos y las semillas en una batidora y tritura hasta obtener una consistencia bastante fina. Pásalo a un bol.
3. Añade el plátano, los dátiles, la canela y el aceite de coco en la misma batidora y tritura hasta obtener una pasta.
4. Agrega la pasta de plátano y dátil a los frutos secos y mézclalo todo bien con una espátula.
5. Forra con papel sulfurizado una bandeja de horno pequeña y extiende la mezcla de manera uniforme. Hornea durante 20-25 minutos hasta que la parte superior esté dorada.
6. Déjala enfriar, córtala en barritas y guárdalas hasta una semana en un recipiente hermético.

Yogur helado de pistacho

1 RACIÓN

14 g de proteína • 2,5 g de fibra • 400 kcal

30 g de pistachos
150 g de yogur griego 2%
Un chorrito de leche para que se triture mejor
1 cucharada de sirope de arce

1. Empieza poniendo en remojo los pistachos. Lo ideal es que estén toda la noche, pero si no tienes mucho tiempo bastará con 2-3 horas.
2. Escúrrelos y tritúralos en una batidora con los demás ingredientes. Pasa la mezcla a un ramequín y congélala durante 2 horas. Antes de servir, esparce unos pistachos picados por encima.

Nota: Si se congela durante mucho tiempo puede endurecerse demasiado, pero no pasa nada. Solo tienes que dejarlo descongelar durante unos 20 minutos.

Ensaladas ricas en fibra

Ensalada en cinco minutos

2 RACIONES

11 g de proteína • 11 g de fibra • 350 kcal

10 nueces troceadas
1 cebolla roja pequeña
1 diente de ajo picado
90 g de col lombarda
3 puñados grandes (100 g) de hojas verdes (por ejemplo, lechuga, berros, rúcula, etc.)
10 aceitunas negras, partidas por la mitad
El zumo de medio limón
1 cucharadita de vinagre balsámico
1 cucharada de aceite de oliva virgen extra
½ bote de alubias blancas cannellini, escurridas y aclaradas
80 g de maíz dulce, escurrido y aclarado
1 zanahoria pequeña
1 pimiento rojo pequeño

1. Corta en trocitos el pimiento, la zanahoria, la cebolla roja y la col (una picadora de verduras suele facilitar este trabajo; ver p. 102).
2. Échalos junto con los demás ingredientes en un bol grande con una buena pizca de pimienta negra y mezcla bien.

Ensalada templada de comino, garbanzos y tomate

4 RACIONES

5,5 g de proteína • 5 g de fibra • 178 kcal

Para la ensalada:
1 cucharada de aceite de oliva
1 bote de garbanzos, escurridos, aclarados y secados con toques de papel de cocina
2 cucharaditas de comino molido
150 g de tomates cherry cortados por la mitad
¼ de taza de hojas de perejil fresco picadas (8 g aprox.)
Sal

Para la vinagreta:
2 cucharadas de aceite de oliva virgen extra
1 cucharada de vinagre de vino blanco
1 cucharadita de chalota picada fina
Pimienta negra

1. Calienta 1 cucharada de aceite de oliva en una sartén grande a fuego medio-alto. Agrega los garbanzos y fríelos sin tocarlos durante 3-4 minutos, hasta que la base empiece a dorarse. Remueve, añade una buena pizca de sal, y sigue friendo 2 minutos más hasta que estén dorados y crujientes. Retira la sartén del fuego, añade el comino y mezcla bien.
2. Bate todos los ingredientes de la vinagreta en un bol mediano. Incorpora los garbanzos, los tomates y el perejil, y remueve bien. Pruébalo y rectifica el punto de sal y pimienta si fuera necesario.

Ensalada templada de verduras asadas

4 RACIONES

4 g de proteína • 5,5 g de fibra • 164 kcal

Para las verduras asadas:
1 cebolla roja
1 calabaza moscada pequeña
1 coliflor pequeña
10 patatas nuevas baby
1 cucharada de aceite de oliva

Para la ensalada:
4 buenos puñados de hojas verdes de ensalada variadas

Para el aliño:
Un puñado pequeño de cada de albahaca, cilantro y perejil frescos, picados finos
1 cucharada de aceite de oliva virgen extra
2 cucharadas de vinagre balsámico

1. Precalienta el horno a 200 °C (180 °C con ventilador).
2. Lava, pela y corta en dados todas las verduras. Extiéndelas en una bandeja de horno, riégalas con el aceite de oliva y sazona al gusto. Pon la bandeja en el horno y ásalas durante 35-40 minutos.
3. Para preparar el aliño, mezcla todos los ingredientes en un bol pequeño. Pruébalo y sazona con sal y pimienta.
4. Retira la fuente de verduras del horno. Vierte las hojas verdes de ensalada en un bol grande, echa por encima las verduras asadas y riega con el aliño. Mézclalo todo bien.

CAPÍTULO 11

Menús

Dado que la mayoría de nosotros solemos desayunar y comer por nuestra cuenta, pero por la noche lo hacemos más en compañía (con compañeros de piso, pareja, familia...), he previsto que los menús sean para una persona en el desayuno y el almuerzo y para dos personas en la cena. Verás que las comidas se repiten a menudo para reducir al mínimo el tiempo que pasas en la cocina y aprovechar las recetas del plan de los 30 g en las que salen raciones para varios días. También he incluido una plantilla vacía al final del capítulo para que puedas elaborar tu propio menú.

Menú vegano

Día	Desayuno	Comida
Lunes	Porridge de cebada con crujiente de nueces pecanas y dátiles p. 121	Ramen de fideos con miso p. 154
Martes	Tarrito de desayuno sabor Snickers p. 123	Ramen de fideos con miso p. 154
Miércoles	Tarrito de desayuno sabor Snickers p. 123	Ramen de fideos con miso p. 154
Jueves	Bagel con revuelto de tofu p. 116	Bol de arroz con tofu teriyaki p. 165
Viernes	Bol de desayuno Chunky Monkey p. 131	Ensalada potente en tarro para llevar p. 151
Sábado	Alubias facilísimas con queso p. 132	Ensalada potente en tarro para llevar p. 151
Domingo	Bocadillo vegano de huevo y berros p. 128	Ensalada potente en tarro para llevar p. 151
Plantas totales	Más de 30	Más de 30

Cena	Proteínas totales	Fibra total	Calorías totales
Salteado picante de satay con arroz p. 207	104	36	1.633
Orzo cremoso con tomates y garbanzos p. 211	86,5	34	1.599
Orzo cremoso con tomates y garbanzos p. 211	86,5	34	1.599
Ragú de lentejas y champiñones p. 209	91,5	32,5	1.594
Fajitas de viernes p. 223	86,5	30	1.579
Curri rojo tailandés con tofu p. 225	91,5	35	1.604
Curri rojo tailandés con tofu p. 225	89,5	23,5	1.659
Más de 30			

Menús • 269

Menú vegetariano

Día	Desayuno	Comida	
Lunes	Avena nocturna de tarta de queso y limón p. 113	Ensalada de estilo griego p. 185	
Martes	Avena nocturna de tarta de queso y limón p. 113	Ensalada de estilo griego p. 185	
Miércoles	Tortilla de champiñones, feta y pimiento rojo p. 119 + Ensalada templada de comino, garbanzos y tomate p. 265	Bagel de aguacate y revuelto de tofu p. 180	
Jueves	Avena nocturna de tarta de manzana con crujiente de almendras p. 129	Ensalada mil colores con halloumi p. 170	
Viernes	Avena nocturna de tarta de manzana con crujiente de almendras p. 129	Ensalada mil colores con halloumi p. 170	
Sábado	Tortitas con compota de frambuesas p. 124	Frittata con lo que queda en la nevera p. 157	
Domingo	Copos de centeno tostados con melocotones asados p. 133	Frittata con lo que queda en la nevera p. 157	
Plantas totales	Más de 30	Más de 30	

Cena	Proteínas totales	Fibra total	Calorías totales
Tortitas de guisantes y maíz p. 201	105	35	1.555
Tortitas de guisantes y maíz p. 201	105	35	1.555
Orzo cremoso con tomates y garbanzos p. 211	103	26	1.762
Orzo cremoso con tomates y garbanzos p. 211	88	28,5	1.651
Dahl de lentejas rojas con coco y cavolo nero crujiente p. 213	81,5	34,5	1.588
Bandeja de fettuccine con berenjena y feta p. 239	113	37	1.639
Bandeja de fettuccine con berenjena y feta p. 239	108	35	1.618
Más de 30			

Menú flexitariano

Día	Desayuno	Comida	
Lunes	Tarrito de frutos rojos y chía p. 118	Bol de arroz con pollo teriyaki p. 165	
Martes	Tarrito de frutos rojos y chía p. 118	Bagel templado de caballa y queso crema p. 179	
Miércoles	Tarrito de frutos rojos y chía p. 118	Pan de pita relleno con ensalada de atún p. 195	
Jueves	Bocata de hamburguesa de salchichas p. 125 + Ensalada templada de comino, garbanzos y tomate p. 265	Buddha bowl con picadillo de pollo, brócoli y quinoa p. 193	
Viernes	Tarro de desayuno con trigo sarraceno triturado p. 139	Buddha bowl con picadillo de pollo, brócoli y quinoa p. 193	
Sábado	Potente bol de desayuno tex-mex p. 137	Tacos de langostinos p. 189	
Domingo	Potente bol de desayuno tex-mex p. 137	Tacos de langostinos p. 189	
Plantas totales	Más de 30	Más de 30	

Cena	Proteínas totales	Fibra total	Calorías totales
Bol nutriente de boniatos asados y alubias cannellini p. 205	102,5	37	1.590
Gado gado con tempeh p. 227	87,5	28,5	1.540
Fideos con langostinos/ tofu y cacahuetes p. 219	89,5	27	1.540
Fideos con langostinos/ tofu y cacahuetes p. 219	87,5	30	1.690
Garbanzos con harissa y salmón frito p. 241	95	30,5	1.584
Ternera glaseada con arroz crujiente p. 237	86	31,5	1.638
Ternera glaseada con arroz crujiente p. 237	86	31,5	1.638
Más de 30			

Plantilla para los menús

Día	Desayuno	Comida	
Lunes			
Martes			
Miércoles			
Jueves			
Viernes			
Sábado			
Domingo			
Plantas totales			

	Cena	Proteínas totales	Fibra total	Calorías totales

Recursos

Pruebas y seguimiento

El plan de los 30 g está diseñado no solo para ayudarte a que te sientas con más energía, más sano y más delgado en las próximas semanas y meses, sino también para que te encuentres en un estado óptimo en los años venideros. Recuerda: no solo nos interesa vivir muchos años, sino vivirlos con salud; es decir, mantenernos fuertes, con vitalidad y sin enfermedades durante el mayor tiempo posible. Si sigues las propuestas del plan contribuirás a que tu salud vaya en una dirección más favorable, como comentamos en los capítulos 1 y 2. Pero ¿cómo saber si tus nuevos hábitos están funcionando? Aquí es donde entran en juego las pruebas y el seguimiento.

El plan de los 30 g marca el comienzo de un increíble viaje para mejorar la salud. En el capítulo 1 hemos hablado de todos los posibles beneficios, como bajar el colesterol, regular los niveles de glucosa en sangre, reducir la grasa visceral y mantener un peso saludable. Hacer un seguimiento de los resultados y de los progresos puede motivar a tope, pero no se puede controlar lo que no se mide. Así pues, a continuación te recomiendo algunas pruebas que podrías hacer, y lo ideal sería que fuera antes de empezar el plan de los 30 g, aunque lo cierto es que los resultados te proporcionarán valiosos datos sobre tu salud independientemente de en qué punto de este viaje te encuentres. Puedes realizarlas cuando te resulte más práctico, pero si no tienes el tiempo o los recursos para hacerlo ahora mismo, siempre puedes dejarlo para más adelante.

La salud es un término muy amplio. ¿Cómo puede medirse algo así? Lo cierto es que hay muchas maneras, pero creo que una de las más útiles es fijarse en los marcadores de salud metabólica. ¿Por qué? Porque la salud metabólica puede revelar mucho sobre tu estado general de salud y puede ayudar a reducir el riesgo de desarrollar enfermedades como cardiopatías, diabetes tipo 2, accidentes cerebrovasculares, enfermedad del hígado graso asociada a disfunción metabólica (MAFLD) y demencia. Todas las pruebas indicadas, incluyendo la circunferencia de la cintura, los triglicéridos y la glucosa en sangre en ayunas, son fáciles de realizar y se explican claramente a continuación.

Si no estás dentro de los rangos óptimos (los he incluido debajo de cada prueba) y te preocupa, consúltalo con el médico de cabecera. Otra opción es empezar el plan de los 30 g y volver a hacerte las pruebas pasados de tres a seis meses para evaluar si has mejorado como resultado de los cambios que has puesto en práctica.

Salud metabólica

No todas las pruebas de salud metabólica son perfectas (y me refiero por ejemplo al IMC) y tampoco tienen en cuenta variables como la genética, pero si se valoran dentro de un contexto más amplio pueden ofrecer una buena perspectiva general de tu estado de salud actual.

La mayoría de las pruebas que menciono pueden pedirse al médico de cabecera. Creo que todos somos conscientes de que el sistema sanitario del Reino Unido y de otros países suele estar saturado y no siempre es accesible, y que a veces somos nosotros quienes tenemos que abogar por nuestra propia salud y solicitar análisis de sangre que tal vez nuestro médico no considere necesarios o urgentes. Yo intentaría adelantarme a los posibles rechazos preparando argumentos sólidos que justifiquen por qué necesitas esos análisis de sangre. Puede ser que haya enfermedades cardiacas en tu familia y quieras minimizar riesgos futuros, o que tengas la menopausia y has sabido por algunas investigaciones que esto puede aumentar el colesterol LDL. En caso de que no puedas acudir al médico, puedes buscar kits de autodiagnóstico en casa en diferentes páginas web.

Me gustaría dejar muy claro que, aunque estas pruebas pueden ser útiles para conocer tu estado de salud actual y poner de manifiesto el riesgo futuro de padecer algunas enfermedades, no son en absoluto imprescindibles y desde luego no recomendaría hacérselas todas ni gastar mucho dinero en ellas. Si el presupuesto es un problema, he incluido una serie de pruebas gratuitas que puedes realizar en casa.

HbA1c

Olvídate de los costosos e innecesarios monitores continuos de glucosa (a menos que padezcas diabetes); el HbA1c es un sencillo análisis de sangre que mide el nivel medio de glucosa en sangre durante los últimos tres meses. Te ayuda a hacerte una idea de cómo gestionas la glucosa (azúcares) de los alimentos que consumes. Las investigaciones demuestran que un buen control de la glucosa en sangre reduce el riesgo de diabetes tipo 2. Esta prueba puede realizarla tu médico de cabecera, o bien puedes comprar por internet kits de autodiagnóstico o acudir a una clínica privada.

Niveles óptimos: por debajo de 42 mmol/mol (o por debajo del 6%).

Índice cintura-cadera

El índice cintura-cadera (ICC) es una forma rápida de comprobar cuánto peso has acumulado en la zona de la cintura. Solo tienes que dividir lo que mide tu cintura por lo que mide tu cadera. Según la OMS, lo ideal es tener una relación de 0,85 o menos si eres mujer y de 0,9 o menos si eres hombre.

Por ejemplo, si la circunferencia de la cintura de un hombre es de 80 cm y la de la cadera es de 90 cm, el índice es:
80 dividido por 90 = 0,89

Circunferencia de la cintura

La medida de la cintura puede ser un indicador de la cantidad de grasa visceral que tienes. La grasa visceral es la grasa que se acumula en la parte profunda del abdomen, normalmente alrededor de los órganos, y unos niveles elevados pueden ser peligrosos. Las investigaciones sugieren que una circunferencia de cintura mayor está relacionada con peores resultados de salud a largo plazo, como la diabetes tipo 2 y las enfermedades cardiacas.

Medida óptima:
Hombres: < 101,5 cm
Mujeres: < 89 cm

Índice cintura-altura

Los protocolos recomiendan mantener la medida de la cintura por debajo de la mitad de la altura para reducir el riesgo de posibles problemas de salud. El uso del índice cintura-altura, junto con el IMC, puede ayudar a proporcionar una estimación práctica de la adiposidad central (la acumulación de grasa alrededor del abdomen), para ayudar a evaluar y predecir riesgos para la salud, como la diabetes tipo 2, la hipertensión o las enfermedades cardiovasculares.

Para calcular el índice cintura-altura:

1. Encuentra el punto medio entre la costilla más baja y el hueso de la cadera. Debe estar aproximadamente a la altura del ombligo.
2. Enrolla la cinta métrica alrededor de este punto medio, respirando con naturalidad y sin meter tripa.
3. Toma la medida y divídela por tu altura, ambas en la misma unidad (por ejemplo, centímetros).

Por ejemplo, si la cintura te mide 80 cm y mides 160 cm de altura, el resultado se calcula así: 80 dividido por 160 equivale a 0,5.

Una relación cintura-altura de 0,5 o más significa que puedes tener un mayor riesgo de padecer problemas de salud.

Triglicéridos

Los niveles elevados de triglicéridos (ácidos grasos) están asociados con un mayor riesgo de desarrollar enfermedades cardiacas, y los niveles muy elevados se relacionan con enfermedades graves como la pancreatitis. Es importante señalar que necesitamos algunos triglicéridos, pero no en cantidades excesivas. Tu médico de cabecera puede medir los niveles en un análisis de sangre rutinario.

Niveles óptimos:
Por debajo de 2,3 mmol/l (sin ayunar)
Por debajo de 1,7 mmol/l (en ayunas)

Colesterol LDL y ApoB

El colesterol LDL (una sustancia cerosa que se encuentra en la sangre) alto puede ser un indicador de aterosclerosis (obstrucción de las arterias y las paredes de los vasos sanguíneos) y enfermedades cardiacas. El cuerpo produce todo el colesterol que necesita, por lo que el que se obtiene de los alimentos estaría de más. Los niveles de colesterol LDL suelen aumentar con la edad, especialmente en las mujeres después de la menopausia.

Se recomienda que el colesterol LDL sea inferior a 3 mmol/l para la población sana y sin riesgo cardiovascular.

🍎 La prueba de ApoB (abreviatura de apolipoproteína B) es un análisis de sangre útil para medir el riesgo de padecer enfermedades cardiacas en el futuro. Muchas personas lo consideran un mejor indicador que el colesterol LDL, aunque, a diferencia del LDL, la ApoB no suele analizarla el médico de cabecera. A menos que tengas antecedentes familiares de enfermedades cardiacas, lo más probable es que este tipo de pruebas tengas que hacértelas en una clínica privada.

Hoy en día, el rango de referencia de ApoB es inferior a 120 mg/dl si tienes un riesgo bajo de enfermedad cardiaca, e inferior a 80 mg/dl si tienes un riesgo moderado o alto de enfermedad cardiaca.

Tensión arterial

La tensión arterial alta, también conocida como hipertensión, a menudo no presenta síntomas, por lo que medir la presión arterial es la única forma de saber si la padeces. Las mediciones de la presión arterial pueden ayudar a estimar el riesgo de sufrir enfermedades cardiacas y accidentes cerebrovasculares. La mayoría de los centros de salud disponen de un tensiómetro gratuito que puedes utilizar en cualquier momento, o bien puedes comprar uno por internet o en la farmacia por unos 35 €.

Niveles óptimos: 90/60-120/80

Pruebas de salud metabólica: seguimiento

Prueba	Rango óptimo	Tu resultado (prueba inicial)	Tu resultado (prueba de seguimiento)
HbA1c	>42 mmol/l (<6%)		
Índice cintura-cadera	>0,85 (mujeres) >0,9 (hombres)		
Circunferencia de cintura	>89 cm (mujeres) >101,5 cm (hombres)		
Índice cintura-altura	>0,5		
Triglicéridos	>2,3 mmol/l (sin ayunar)		
Colesterol LDL	>3 mmol/l		
ApoB	>60 mg/dl (si tienes riesgo bajo de enfermedad cardiaca) >50 mg/dl (si tienes riesgo alto de enfermedad cardiaca)		
Tensión arterial	90/60-120/80		

Pérdida de peso/cambios en la composición corporal

Pesarse con báscula

Utilizar una báscula doméstica para pesarse puede ser útil para algunas personas, pero desde luego no para todas. Si tienes antecedentes de trastornos alimentarios o ansiedad relacionada con el peso, omite esta sección por completo.

Si has decidido utilizar la báscula como referencia para controlar la pérdida de peso, recuerda que este fluctuará: es normal. El peso que indica la báscula no solo refleja la grasa corporal, sino también los músculos, la piel, los huesos, los ligamentos, los tejidos blandos y los alimentos y líquidos que hay en tu organismo. En el caso de las mujeres también puede variar en función del ciclo menstrual y debido a la retención de líquidos. Y cabe señalar que una evacuación intestinal abundante ¡puede reducir el peso en casi 2 kilos!

Las básculas digitales son las mejores, y suelo recomendar pesarse por la mañana, después de ir al baño, y sin ropa. Tanto si te pesas a diario como semanalmente, recuerda que solo es un dato en bruto, una más de las muchas métricas que hay que tener en cuenta. Y no olvides que tu peso no es indicativo de salud. También me gustaría señalar que la pérdida de peso rara vez es lineal; para la mayoría de nosotros es más bien una línea zigzagueante, así que no te desanimes si no ves que la cifra disminuye cada vez que te pesas. Puedes utilizar la tabla siguiente para registrar la pérdida de peso, pero recuerda buscar una tendencia general a la baja en lugar de reducciones diarias.

IMC

La comunidad científica ha señalado, y con razón, que el índice de masa corporal, o IMC, no es un indicador muy preciso de la salud o el peso ideal de una persona. Si bien puede ser una medida útil a nivel poblacional, no tiene en cuenta factores como la composición corporal (la proporción de músculo y grasa), el sexo, la raza o el origen étnico. Por lo tanto, puedes usarlo como una herramienta más, pero siendo consciente de que tiene sus limitaciones. En internet hay muchas calculadoras que te ayudarán a determinar tu IMC.

Óptimo: 18,5-24,9

Fotografías

Hacerte unas fotos de frente, de espaldas y de ambos lados puede ser una forma útil de ver los cambios. Te recomendaría hacerlo cada dos a cuatro semanas, en ropa interior, siempre en la misma postura y, a ser posible, pidiéndole a alguien de confianza que te las saque.

Prenda de ropa

Una buena forma de medir tu progreso sin tener que pesarte es utilizar una prenda de ropa que te quede bastante ajustada. A medida que vayas perdiendo peso, notarás que la prenda te queda más holgada y cómoda. Y si además este proceso te permite sacar del fondo del armario prendas que tenías sin usar desde hace tiempo… ¡mejor que mejor!

Registro semanal de plantas

Intenta consumir más de 30 productos de origen vegetal a la semana

VERDURAS	FRUTAS	FRUTOS SECOS Y SEMILLAS	CEREALES	LEGUMBRES	HIERBAS Y ESPECIAS
Total:	Total:	Total:	Total:	Total:	Total:

Total general: /30

Registros de hábitos

SEMANA	LUNES	MARTES	MIÉRCOLES	JUEVES	VIERNES	SÁBADO	DOMINGO
Semana 1							
Semana 2							
Semana 3							
Semana 4							

Qué hábitos podrías registrar:

- Días sin alcohol.
- Pasos diarios.
- Comer en un intervalo de 10-12 horas.
- Dejar 2-3 horas entre la última comida y la hora de acostarse.
- Escribir un diario al empezar o terminar el día.
- Meditar.
- Leer.
- Dejar el móvil una hora antes de acostarse.
- Beber 2 litros de agua.
- No picotear.

Pérdida de peso/cambios en la composición corporal

Semana	Semana											
	1	2	3	4	5	6	7	8	9	10	11	12
Peso (báscula)												
IMC												

En resumen

- 🍲 Elige los biomarcadores que consideres más adecuados para tus objetivos de salud.
- 🍲 Haz los análisis correspondientes y anota los resultados en la tabla.
- 🍲 Repite las pruebas al cabo de seis meses para comprobar tu evolución.
- 🍲 Si todo sale normal, repite estas pruebas anualmente, para mayor tranquilidad.

Fuentes de proteína y cantidades

ALIMENTO	CANTIDAD	MEDIDA	PROTEÍNA
AVES DE CORRAL			
Pechuga de pollo (cocida)	100 g	Filete pequeño	30 g
Pechuga de pavo (cocida)	100 g	Filete pequeño	35 g
Lonchas de pavo	100 g	8 lonchas	23 g
Salchichas de pollo	55 g	2 salchichas	10 g
Filetes finos de carne de pavo	50 g	2 filetes	6 g
PESCADO/MARISCO			
Bacalao (cocido)	100 g	Filete pequeño	25 g
Abadejo (cocido)	100 g	Filete pequeño	22 g
Platija	100 g	Filete pequeño	21 g
Salmón (cocido)	100 g	Filete pequeño	23,5 g
Caballa (cocida)	100 g	Filete pequeño	21 g
Anillas de calamar (cocidas)	100 g		20,5 g
Langostinos (cocidos)	100 g	Solo la parte comestible	16 g
Atún (en lata/al natural)	150 g	1 lata	25,5 g
CARNE ROJA			
Solomillo de res (cocido)	100 g		29 g
Entrecot de res (cocido)	100 g		26,5 g
Carne picada de ternera (5 % de grasa)	100 g		31 g

ALIMENTO	CANTIDAD	MEDIDA	PROTEÍNA
Ternera (cocida)	100 g		21 g
Chuletas de cordero (cocidas)	100 g	Solo la parte comestible	29 g
Chuletas de cerdo (cocidas)	100 g	Solo la parte comestible	31 g
LÁCTEOS Y HUEVOS			
Yogur griego (10%)	100 g		6,5 g
Yogur griego (5%)	100 g		9 g
Yogur griego (2%)	100 g		10,5 g
Yogur de leche de cabra	100 g		5,5 g
Queso cheddar	30 g		7,5 g
Queso cottage (0% MG)	100 g		11,5 g
Queso ricotta	100 g		9,5 g
Leche de vaca (semidesnatada)	100 ml		3,4 g
Proteína de suero en polvo	20 g	2 cucharadas generosas	15,5 g
Huevo (duro)	50 g	1 grande	7,5 g
SIN LÁCTEOS			
Yogur griego de soja	100 g		6 g
Yogur de coco	100 g		1,2 g
Leche de soja sin azúcares añadidos	100 ml		3,5 g
Leche de avena	100 ml		0,2 g
VEGETAL			
Tempeh (en función de la marca)	100 g		21,5 g

ALIMENTO	CANTIDAD	MEDIDA	PROTEÍNA
Tofu (en función de la marca)	100 g		17 g
Edamame (al vapor)	100 g		14,5 g
Proteína en polvo (en función de la marca)	20 g	1 cucharada generosa	15,5 g
CEREALES/LEGUMBRES			
Copos de avena gruesos	30 g	2 cucharadas	3,5 g
Garbanzos (en conserva)	100 g	Peso escurrido	8,5 g
Alubias rojas (en conserva)	100 g	Peso escurrido	8,5 g
Lentejas rojas (cocidas)	100 g		8 g
Alubias cannellini (en conserva)	100 g	Peso escurrido	6,5 g
Quinoa (cocida)	100 g		6 g
FRUTOS SECOS/SEMILLAS			
Semillas de cáñamo peladas	30 g		10 g
Semillas de calabaza	30 g		7,5
Semillas de lino	30 g		7,2 g
Almendras	30 g		6,5 g
Semillas de chía	30 g		5 g
Nueces de Brasil	30 g		4,5 g
Crema de cacahuete	15 g	1 cucharada	3,5 g

Referencias

Introducción
David, L. A., *et al.*, «Diet rapidly and reproducibly alters the human gut microbiome», *Nature*, diciembre de 2013.

Capítulo 1
Tagawa, R., *et al.*, «Synergistic effect of increased total protein intake and strength training on muscle strength», *Sports Medicine*, septiembre de 2022.

Grech, A., *et al.*, «Macro imbalance drives energy intake in an obesogenic food environment: an ecological analysis», *Obesity*, noviembre de 2022.

Ogilvie, A., *et al.*, «Higher protein intake during caloric restriction improves diet quality and attenuates loss of lean body mass», *Obesity*, julio de 2022.

Jäger, R., *et al.*, «International Society of Sports Nutrition Position Stand: protein and exercise» *Journal of the International Society of Sports Nutrition*, abril de 2017.

Qianghui, W., *et al.*, «Tofu intake is inversely associated with risk of breast cancer: A meta-analysis of observational studies», *PLOS*, enero de 2020.

Reed, K., *et al.*, «Neither soy nor isoflavone intake affects male reproductive hormones: An expanded and updated meta-analysis of clinical studies», *Reproductive Toxicology*, diciembre de 2020.

Taku, K., *et al.*, «Extracted or synthesized soybean isoflavones reduce menopausal hot flash frequency and severity: systematic review and meta-analysis of randomized controlled trials», *Menopause*, marzo de 2012.

McDonald, D., *et al.*, «American Gut: an open platform for Citizen Science Microbiome Research», *American Gut Project*, mayo de 2018.

Li, A., *et al.*, «Resources and biological activities of natural polyphenols», *Nutrients*, diciembre de 2014.

Capítulo 2

Howard E. Lewine (revisor), «Calorie counting made easy», *Harvard Health*, abril de 2024.

Pontzer, H., *et al.*, «Daily energy expenditure through the human life course», *Science*, agosto de 2021.

Hall y Guo, «Obesity energetics: body weight regulation and the effects of diet composition», *Gastroenterology*, mayo de 2017.

Capítulo 4

Bull, F. C., *et al.*, «World Health Organization 2020 guidelines on physical activity and sedentary behaviour», *WHO*, noviembre de 2020.

Rodríguez-Gutiérrez, E., *et al.*, «Daily steps and all-cause mortality: An umbrella review and meta-analysis», *Preventive Medicine*, agosto de 2024.

Capítulo 5

Valdes, A., *et al.*, «Role of the gut microbiota in nutrition and health», *BMJ*, junio de 2018.

Schoenfeld, B., *et al.*, «Pre-versus post-exercise protein intake has similar effects on muscle adaptations», *Peer J Journal*, enero de 2017.

Nielsen, E., *et al.*, «Lacto-fermented sauerkraut improves symptoms in IBS patients independent of product pasteurisation», *Food and Function Journal*, octubre de 2018.

Szajewska, H., Kołodziej, M., «Saccharomyces boulardii in the prevention of antibiotic-associated diarrhoea», *Alimentary Pharmacology & Therapeutics*, julio de 2015.

Capítulo 6

Ajabnoor, S., *et al.*, «Long-term effects of increasing omega-3, omega-6 and total polyunsaturated fats on inflammatory bowel disease and markers of inflammation: A systematic review and meta-analysis of randomized controlled trials», *European Journal of Nutrition*, agosto de 2021.

Casal, S., *et al*, «Olive oil stability under deep-frying conditions», *Food and Chemical Toxicology*, octubre de 2010.

Agradecimientos

Me gustaría dar las gracias...

A mi familia, por sobrellevar los largos días (y noches) que tardé en escribir esto y por no quejarse (demasiado) por comer las mismas recetas una y otra vez hasta que daba con la fórmula perfecta.

A Helena, mi Chica de Oro, mi mejor compinche, mi compañera de viajes y la que me anima incondicionalmente; doy las gracias por que estés en mi vida. No me dejes nunca.

A Hannah, coach, mentora y motivadora: sin ti y tu apoyo constante este libro nunca habría visto la luz. He aprendido muchísimo de ti y es un honor tenerte cerca.

A Céline y a Sam, por creer en mí y ayudarme a plasmar mi idea: tranquilos, serenos y calmados hasta el final. Y a Valeria, muchas gracias por permanecer a mi lado. Dos tachados, ¿cuál será el siguiente?

Nives, invoco a las diosas celestiales cada día por haber cruzado nuestros caminos.

Y, por último, a cada una de las más de mil personas que se suscribieron al plan de los 30 g cuando se concibió en 2023. Gracias por el cariño, el apoyo y los comentarios que allanaron el camino para que la idea se convirtiera en libro. Os estaré agradecida siempre.

@emma.bardwell
www.emmabardwell.com

Índice

Las referencias de páginas que remiten a tablas se muestran en *cursiva*.

aceites 101-102
ácidos grasos 39, 100, 281
alimentos fermentados 54-55, 99, 103
almidón resistente 40-41
alubias blancas con tomate y abadejo frito 215-216
alubias facilísimas con queso y calabacín rallado 132
alubias y judías 95
aminoácidos 25-27, 33
«antinutrientes» 91
añadir a las comidas 72
apetito 28
aumento 44-45, 93
avellanas: tarrito de desayuno sabor Snickers 123
avena, copos 96
avena nocturna de lima con base de dátil y lino 126-127
avena nocturna de tarta de manzana con crujiente de almendras 129-130
avena nocturna de tarta de queso y limón 113
aves de corral *35*
azúcar en sangre 14, 25, 38, 47

bagel con revuelto de tofu 116
bagel de aguacate y revuelto de tofu 180
bagel de ensalada de huevo con sriracha 181
bagel de halloumi y hierbas 114
bagel de huevo y pavo 115
bagel templado de caballa y queso crema 179
bagels 97, 114-116, 179-181
bagels de proteínas de dos ingredientes 255
bandeja de fettuccine con berenjena y feta 239-240
barritas de nueces pecanas, plátano y dátiles 262
batido de arándanos y chía 250
batido de arándanos y crema de cacahuete 252
batido de caramelo salado 248
batido de chocolate y cacahuete 253
batido de lima y jengibre 248-249
batido de melocotón y nata 250
batido de moras y manzana 252
batido de proteínas con chips de chocolate 247
batido energético morado 249
batido verde de mango 251
batidos 243-253
berenjenas y garbanzos en salsa de tomate 221-222
bizcocho de limón, arándanos y semillas de amapola 260-261
bocadillo vegano de huevo y berros 128
bol de arroz con pollo teriyaki 165-166
bol de arroz con tofu teriyaki 165-166

bol de desayuno Chunky Monkey 131
bol de quinoa crujiente al estilo asiático 235-236
bol de salmón especiado para varios días 191-192
bol nutriente de boniatos asados y alubias cannellini 205-206
boniato relleno de ternera picante 187-188
buddha bowl con picadillo de pollo, brócoli y quinoa 193-194

calorías 57-62, 64-66, 68-69
carbohidratos 38, 67-68
carne *35*
«carne picada» fácil de tempeh 162
cáscara de psyllium 45, 103
cereales y legumbres 95-96
claras de huevo 102
colesterol 37-39
combatir el estrés 83-84
comer fuera 90
comer más 46-49, 51
congelados 52, 89, 94-95
conservas 95
copos de centeno tostados con melocotones asados 133-134
crackers de semillas 258-259
crema de coliflor con picatostes de halloumi 167-168
cremas de frutos secos 97-98
cuándo tomar 92
curri rojo tailandés con pescado 225-226

dahl de lentejas rojas con coco y cavolo nero crujiente 213-214
dátiles 102-103
déficit de calorías 57-61, 65-67, 71
digestión 75-76

ejercicio 67, 79-83
ensalada de brócoli, lombarda y edamame con aliño de sésamo y cacahuete 177-178
ensalada de estilo griego 185
ensalada de guisantes y judías verdes en doce minutos 186
ensalada diosa verde en tarro 172-173
ensalada en cinco minutos 264
ensalada mil colores 170-171
ensalada potente en tarro para llevar 151-153
ensalada templada de comino, garbanzos y tomate 265
ensalada templada de verduras asadas 266
espinaca: batido superverde 251
estofado de alubias ahumadas y pollo a la brasa 184

fajitas de viernes 223-224
feta: burrito de huevo y feta 140-141
fibra *40-45*, 63
fideos con langostinos/tofu y cacahuetes 219-220
fitoestrógenos 36
flexibilidad 73-74
frittata con lo que queda en la nevera 157-158
frittata vegana con lo que queda en la nevera 163-164
frutos secos y semillas 97-98

gado gado con tempeh 227-228
garbanzos con harissa y salmón frito 241-242
garbanzos con harissa y tofu frito 241-242
granola casera 143-144
granola de avellana y chocolate 145

granolas 143-145
grasa 28, 81
grasa en sangre 28
grasas 67, 101

hierbas 89
hinchazón y gases 44
hipótesis del aprovechamiento de las proteínas 27-28
hipotiroidismo 37

importancia de fibra 37-41
importancia de proteínas 24-30
intolerancia a la lactosa 34

kéfir 99

lácteos 98-99
leche y yogur 100-101, 109
levadura nutricional 103
lubina crujiente con ratatouille y berenjenas asadas 233-234

macronutrientes 67-68
martes de tacos 231-232
mente, control 84-86
menús 30-31, 71, 74, 267-273
mermelada de frutos rojos con chía 147
mezcla para espolvorear de más de 30 plantas 146
microbioma intestinal 16, 47
muesli bircher de mango chafado y cáñamo 117
músculo 27-30, 79-80, 92

no negociables *86*

obesidad 28-29
orzo cremoso con tomates y garbanzos 211-212

pan 45, 96-97
pan de pita relleno con ensalada de atún 195
pan de queso cottage 254
pan plano con semillas 256
panes de pita 174-175, 195
pasta 45
pasta con brócoli en un santiamén 196-197
pasta con guisantes y puerros 229-230
pasta proteica con espinacas y albahaca 217-218
pensamiento positivo 84-85
pérdida de peso 28-30, 56-63, 66-69
pescado y marisco *35*-95
pesto: pasta proteica con espinacas y albahaca 217-218
picoteos 88
pita con halloumi dulce 174-175
pita con tofu frito 174-175
plan de los 30 g 23-24, 71-78, 88-93
plantas 27, 33-34, *50*-54, 94-95
polifenoles 46-49, 52-53, 89, 91
polvo de matcha 103
porridge de cebada con crujiente de nueces pecanas y dátiles 121-122
potente bol de desayuno tex-mex 137-138
prebióticos 47-48
probióticos 54, 92-93, 103-104
procesados 90-91
proteína 26-27, 31, *32*, 35
proteína en polvo 33-34

ragú de lentejas y champiñones 209-210
ramen de fideos con miso 154-156
rueda de plantas *50*

saciedad 28, 37, 76-77
sal negra 104
salchichas: bocata de hamburguesa de salchichas 125
salteado picante de satay con arroz 207-208
salud renal 32
setas 52
soja y salud 35-37
superbatido de frutas del bosque 247-248
superbol 182-183
suplementos 33-34

tacos 189-190, 231-232
tacos de langostinos 189-190
tamaño de las raciones 51
tarrito de frutos rojos y chía 118
tarros para almacenar 104
tempeh 159-160
ternera glaseada con arroz crujiente 237-238
tofu 159-160
tofu crujiente fácil 161
tomates 95
tortilla de champiñones, feta y pimiento rojo 119-120
tortilla integral con verduras y huevo 169
tortillas verdes de harina de garbanzos 257
tortitas con compota de frambuesas 124
tortitas de guisantes y maíz 201-202
tortitas veganas de guisantes y maíz 203-204
tostadas de masa madre con edamame y guisantes triturados 142
trigo sarraceno: tarro de desayuno con trigo sarraceno triturado 139

ultraprocesados 28, 64, 90-91, 100
umbral de leucina 27

yogur 98-99, 109
yogur batido con peras especiadas templadas 135-136
yogur helado de pistacho 263